PFLEGEWISSEN

Mobilisation

PflegeWissen

Mobilisation

1. Auflage

Mit Textbeiträgen von Birgit Dammshäuser (Kap. 2.2), Maren Asmussen, Bernd Hein, Christine Keller, Maria Möckl, Nicole Menche, Uwe Wagner

ELSEVIER
URBAN & FISCHER

URBAN & FISCHER München

Zuschriften an:
Elsevier GmbH, Urban & Fischer Verlag, Hackerbrücke 6, 80335 München
E-Mail: pflege@elsevier.de

Wichtiger Hinweis für den Benutzer
Die Erkenntnisse in der Pflege und Medizin unterliegen laufendem Wandel durch Forschung und klinische Erfahrungen. Herausgeber und Autoren dieses Werkes haben große Sorgfalt darauf verwendet, dass die in diesem Werk gemachten therapeutischen Angaben (insbesondere hinsichtlich Indikation, Dosierung und unerwünschter Wirkungen) dem derzeitigen Wissensstand entsprechen. Das entbindet den Nutzer dieses Werkes aber nicht von der Verpflichtung, anhand weiterer schriftlicher Informationsquellen zu überprüfen, ob die dort gemachten Angaben von denen in diesem Werk abweichen, und seine Verordnung in eigener Verantwortung zu treffen.
Für die Vollständigkeit und Auswahl der aufgeführten Medikamente übernimmt der Verlag keine Gewähr.
Geschützte Warennamen (Warenzeichen) werden in der Regel besonders kenntlich gemacht (®). Aus dem Fehlen eines solchen Hinweises kann jedoch nicht automatisch geschlossen werden, dass es sich um einen freien Warennamen handelt.

Bibliografische Information der Deutschen Nationalbibliothek
Die Deutsche Nationalbibliothek verzeichnet diese Publikation in der Deutschen Nationalbibliografie; detaillierte bibliografische Daten sind im Internet über http://www.d-nb.de/ abrufbar.

1. Auflage 2014

Der Urban & Fischer Verlag ist ein Imprint der Elsevier GmbH.

14 15 16 17 18 5 4 3 2 1

Um den Textfluss nicht zu stören, wurde bei Patienten und Berufsbezeichnungen die grammatikalisch maskuline Form gewählt. Selbstverständlich sind in diesen Fällen immer Frauen und Männer gemeint.

Planung: Regina Papadopoulos, München
Projektmanagement: Dagmar Wiederhold, München
Redaktion und Lektorat: Bernd Hein, München
Herstellung: Renate Hausdorf, München; Erika Baier, München
Satz: abavo GmbH, Buchloe/Deutschland; TnQ, Chennai/Indien
Druck und Bindung: Dimograf, Bielsko-Biała, Polen
Umschlaggestaltung: SpieszDesign, Neu-Ulm
Titelfotografie: © anson tsui – Fotolia.com

ISBN Print 978-3-437-25134-4
ISBN e-Book 978-3-437-16813-0

Aktuelle Informationen finden Sie im Internet unter **www.elsevier.de** und **www.elsevier.com**

Vorwort

„Bewegung macht beweglich – und Beweglichkeit kann manches in Bewegung setzen."
Paul Haschek (1932–2011)

Die Reihe **PflegeWissen** des *Elsevier Verlags* bringt pflegerisches Knowhow auf den Punkt – kompakt, übersichtlich und verständlich. Jeder Band konzentriert sich auf ein Thema und stellt es entsprechend dem Stand der Wissenschaft dar.
Die Leser finden auf jeder Seite Fakten, die das Verständnis vertiefen und als Handlungsanleitung für die praktische Arbeit dienen. Das ist Wissen in handlichem Format.
PflegeWissen wendet sich an professionelle Pflegekräfte in Krankenhäusern, stationären Einrichtungen und in der häuslichen Pflege. Es ist aber auch für Pflegende ohne Ausbildung gedacht, die lediglich Informationen zu einer speziellen Frage suchen.
Sie alle profitieren von der Struktur der Bücher, die es einfach macht, sich zu orientieren.
Verschiedene Teile des Textes sind durch Kästen herausgehoben, in denen wichtige Informationen zusammengefasst sind:

- **Definition** erläutert komplexe Begriffe und Zusammenhänge.
- **Achtung** nennt mögliche Gefahren.
- **Merke** weist auf besonders wichtige Aspekte hin.
- **Lese- und Surftipp** schlägt verlässliche, weiterführende Literatur vor.

In den Kapiteln finden sich hinter vielen Absätzen Zahlen in eckigen Klammern. Diese Zahlen verweisen auf den Literaturanhang, der am Ende des letzten Kapitels steht.
PflegeWissen Mobilisierung ist der lebensnotwendigen Aktivität **Bewegung** gewidmet. Bewegung steht im Zentrum aller pflegerischen Bemühungen, denn ohne sie ist die Existenz des Menschen nicht denkbar. Viele Erkrankungen beeinträchtigen die Fähigkeit der Betroffenen, ihre Muskeln frei und uneingeschränkt einzusetzen. Daraus können zahlreiche Probleme entstehen. Die Unterstützung der Pflegenden dient deshalb sowohl der Vorbeugung von Folgeerkrankungen als auch der Assistenz bei alltäglichen Verrichtungen.
Pflegequalität ist vor allem daran erkennbar, dass die Pflegeempfänger exakt die erforderliche Unterstützung erhalten. Sie sollen vor Überlastungen geschützt, aber keinesfalls unterfordert werden. Pflegende beobachten die Fähigkeiten der betreuten Menschen sorgfältig und wählen dann die geeigneten Maßnahmen aus. Ihnen stehen viele Techniken zur Verfügung, die sich im Grad der Intensität unterscheiden. Eine vollständige Übernahme der Bewegungsarbeit kann ebenso sinnvoll sein wie die Motivation zur Selbstständigkeit, bei der lediglich eine Anleitung notwendig ist.
Deshalb finden sich in **PflegeWissen Mobilisierung** nachvollziehbare Beschreibungen der eher auf Passivität ausgerichteten Lagerungstechniken genauso wie Vorschläge für therapeutische Bewegungsangebote.

München-Daglfing, Oktober 2013
Bernd Hein

Abbildungsnachweis

Der Verweis auf die jeweilige Abbildungsquelle befindet sich bei allen Abbildungen im Werk am Ende des Legendentextes in eckigen Klammern. Alle nicht besonders gekennzeichneten Grafiken und Abbildungen © Elsevier GmbH, München.

K115	A. Walle, Hamburg
L119	K. Wurlitzer, Greifswald
L138	M. Kosthorst, Borken
L157	S. Adler, Lübeck
L190	G. Raichle, Ulm
L215	S. Weinert-Spieß, Neu-Ulm

Inhaltsverzeichnis

1 Körper und Bewegung

Definition

Bewegung: Transport von Masse durch den Raum.
Mobilisation: Im Fachbereich der Pflege sind unter diesem Begriff alle Maßnahmen zu verstehen, mit denen sich die Beweglichkeit der Gelenke und die Muskelkraft erhalten sowie Folgen von Immobilität (z. B. Kontrakturen, Dekubitalulzera, Immobilisationssyndrom, verzögerte Heilungsverläufe, Obstipation, soziale Isolation, mangelnde Selbstpflegefähigkeit) vermeiden lassen.

Bewegung ist eine wesentliche Voraussetzung für das Leben. Ohne Bewegung kann der Körper seine Funktionen nicht erfüllen.
Bewegung charakterisiert Prozesse, die im Inneren des Körpers weitgehend unabhängig von einem willentlichen Einfluss stattfinden, z. B. Zellteilung, Atmung, Verdauung, Herz-, Kreislauf- und Nerventätigkeit.
Sichtbarer ist die nach außen wirkende Bewegung des Körpers, weil sie die Basis bildet für:

- Selbstpflege,
- Kommunikation,
- Beschäftigung,
- Nahrungsaufnahme,
- Erhaltung der Körpertemperatur,
- Ausscheidung,
- Sicherung der körperlichen Unversehrtheit.

Bewegung wirkt auf den gesamten Organismus und beugt zahlreichen Erkrankungen vor. Bei Bettlägerigkeit hilft sie, schwerwiegende Komplikationen zu vermeiden, z. B. Lungenentzündungen, Thrombosen, Kontrakturen, Dekubitalulzera und Muskelabbau, die Folgen von Immobilität sein können.
Durch Bewegung ist der Mensch in der Lage, zu sitzen, zu stehen, zu laufen und zu liegen. Die Fähigkeit zur Bewegung ermöglicht den Wechsel des Aufenthaltsorts. [1]

Merke

Beweglich zu sein bedeutet, das Leben gestalten zu können. Der Verlust von Beweglichkeit ist eine existenzielle Erfahrung, die zu vielschichtigen Problemen führt und einen Bruch in der selbstbestimmten Realisierung des Lebenskonzepts der Betroffenen verursacht. [1]

1

1.1 Bewegung als Ausdruck des Lebens

Wahrnehmung durch Bewegung

Die **Sinnesorgane** sind nur aufgrund von Bewegung funktionsfähig.
Sehen ist ohne Lidschlag und ohne die ständige Feinabstimmung der Augenmuskulatur nicht möglich. Geräusche lassen sich nur durch Schwingungen der Gehörknöchelchen (Hammer, Amboss, Steigbügel) wahrnehmen.
Das Tastempfinden ist wesentlich von der Bewegung der Hände und Füße sowie dem Kontakt von Haut und Schleimhäuten zu Materialien und Einflüssen der Außenwelt abhängig.
Der Geruchssinn erfordert den Einstrom von Luft durch die Nase in den Atemtrakt. Sie bewegt die Sinneszellen am Siebbein (*Os ethmoidale*).
Der Geschmackssinn entfaltet seine Funktion mithilfe der Zungenbewegungen. Sie sorgen dafür, dass die Geschmacksknospen auf der Zunge von Speichel umspült sind und empfindungsfähig bleiben.
Seine Körpergrenzen nimmt der Mensch insbesondere dann wahr, wenn er sich bewegt und auf diese Weise unterschiedlichen Regionen seiner Haut und der darunter liegenden Gewebe wechselnden Belastungen aussetzt. Eine längerfristig gleichförmige Haltung führt innerhalb kurzer Zeit zu einem Verschwimmen der gefühlten Körperkonturen. Ruht der Betroffene dabei auf einer ungeeigneten Unterlage, entstehen Gewebeschäden (z. B. Dekubitalulzera). Doch auch das bewegungslose Verharren auf dekubitusvermeidenden Systemen, etwa luftgepolsterten Matratzen, die im Sinne einer Superweichlagerung ausgelegt sind, schädigen den Betroffenen, weil sie zu wenige Bewegungsreize vermitteln und das individuelle Körperbild nachhaltig stören. [1]

Bewegung und psychische Verfassung

Die Art, wie sich ein Mensch bewegt, lässt Rückschlüsse auf seine **psychische Verfassung** zu. Vor allem der Antrieb zur Bewegung ist von der Stimmung beeinflusst. Sie nimmt Einfluss auf die Bewegungsabläufe und die Haltung – mithin auf das gesamte Erscheinungsbild eines Menschen. Pflegende können von diesen Zeichen Schlüsse auf spezifische Erkrankungen sowie das Allgemeinbefinden ziehen.
Schleppt sich ein Mensch mit hängendem Kopf und hängenden Schultern langsam und mühsam voran, liegt die Vermutung nahe, dass er traurig oder in seinem Wohlbefinden beeinträchtigt ist. Ein fröhlicher Mensch bewegt sich meist sicher, rasch und lebendig. Unter diesem Aspekt ist Bewegung ein Teil der **nonverbalen Kommunikation.**
Einige Krankheitsbilder gehen mit charakteristischen Veränderungen der Beweglichkeit einher. Ein Mensch, der einen Schlaganfall erlitten hat, der zu einer halbseitigen Lähmung (Hemiplegie) führte, ist an einer Bewegungseinschränkung der stärker betroffenen Seite zu erkennen. Falls der Betroffene laufen kann, zieht er ein Bein nach, geht unsicher und zeigt

z. B. eine durch spastische Muskelspannung typisch verkrampfte Haltung des stärker betroffenen Arms.
Menschen mit Multipler Sklerose zeigen typischerweise ein breitbasiges, tappendes Gangbild. Für die Parkinson-Krankheit wiederum sind trippelnde Schritte (insbesondere zu Beginn des Laufens), eine nach vorn gebeugte Haltung, mangelndes Schwingen der Arme, starre Mimik und die Unfähigkeit, die Füße ausreichend weit vom Boden zu heben (Schlurfen), sehr typisch. [1]

Altersabhängige Veränderungen

Im Laufe des Lebens verändern sich Bewegungsfähigkeit, -lust und -freiheit. Die Alterungsprozesse des Körpers betreffen auch die Muskeln, Nerven und Knochen bzw. Gelenke. Die Muskelkraft lässt nach, die sensiblen und motorischen Fähigkeiten der Nerven schwinden, Knochen verlieren (u. a. aufgrund hormoneller Umstellungen) ihre Stabilität und arthrotische Veränderungen, die z. B. aufgrund langfristiger Überlastungen auftreten, verursachen Bewegungsschmerzen. Aus diesen Gründen fallen Unterschiede in der Bewegungsintensität von Menschen verschiedener Altersgruppen auf.
Kinder haben kein Problem, dauerhaft in Bewegung zu sein. Sie folgen ohne körperliche Probleme ihren Bedürfnissen und drücken ihre wechselnden Stimmungen ungehindert über Aktivität aus. Ihre Ausgelassenheit bezeichnet die Fähigkeit, jederzeit, mit allen Sinnen und ihrem ganzen Körper zu reagieren und den jeweiligen Anforderungen uneingeschränkt zu entsprechen. Die Intensität des körperlichen Ausdrucks ist bei Kindern extrem groß. Zudem sind sie durch besonders elastische und deshalb belastungsstabile Knochen vor Verletzungen geschützt.
Ältere Menschen bewegen sich bedächtiger. Sie blicken auf eine Bewegungsbiografie zurück, in der ggf. Verletzungen vorkommen, und sie sind mit einer größeren Vorstellungsfähigkeit bezogen auf potenzielle Risiken versehen. Die schwindenden körperlichen Fähigkeiten, das Bewusstsein für Bewegungsdefizite und die Angst vor Stürzen oder anderen Unfällen befeuern sich gegenseitig und führen im Extremfall dazu, dass die Betroffenen weit hinter ihren Bewegungsmöglichkeiten zurückbleiben.
Insbesondere in diesen Lebensphasen ist die Bewegungsförderung, z. B. durch gezielte Mobilisationsprogramme, eine der Hauptaufgaben Pflegender. Damit erfüllen sie ihre Verpflichtung, die Selbstständigkeit und das Selbstverständnis betroffener Menschen so gut wie möglich zu unterstützen [1]

Geistige Beweglichkeit

Bewegungsfähigkeit bezieht sich nicht nur auf die Aktivität der Muskeln, sondern umfasst auch die **geistige Beweglichkeit.**
Darunter sind einerseits Fähigkeiten zu verstehen, die völlig unabhängig vom körperlichen Aktionsradius sind. Vor einigen Jahren schrieb der französische Journalist Jean-Dominique Bauby das Buch „Schmetterling

und Taucherglocke“ (siehe Lese- und Surftipp). In dem Text schildert er seinen Weg, nachdem ein Schlaganfall ihn vollständig lähmte. Nach monatelanger Behandlung erlangte er die Steuerungsmöglichkeit über sein linkes Auge zurück. Mithilfe von Lidbewegungen diktierte er das Buch, in dem er eindrücklich darstellt, dass es Menschen sehr wohl möglich ist, weit über die körperlichen Grenzen hinaus zu denken und damit auch zu leben.

Bauby liefert den Beweis, dass geistige Beweglichkeit nicht zwingend von physikalischen Voraussetzungen abhängt. Deshalb begreifen Pflegende die Phantasie und das Vorstellungsvermögen pflegebedürftiger Menschen stets als eine Ressource, die es ermöglicht, Defizite zu kompensieren. Dies kann auch auf dem Wege des Lernens – also der Aufnahme neuen Wissens – erfolgen. Es setzt Neugier voraus und die Gewissheit, dass Menschen in allen Phasen ihres Lebens fähig sind, von außen kommende Impulse mit Gewinn zu verarbeiten.

Andrerseits gehen körperliche und geistige Beweglichkeit meist Hand in Hand. Wer in der Lage ist, seinen Aufenthaltsort selbstbestimmt zu verlassen, erhält damit leichter die Chance, neue Eindrücke zu bekommen, mit Menschen in Kontakt zu treten und sich dabei zu entwickeln. Schon aus diesem Grund kommt der pflegerischen Unterstützung der Bewegung höchste Bedeutung zu. [1]

LESE- UND SURFTIPP

Bauby, J. D.: Schmetterling und Taucherglocke. dtv, München, 1998.

Mobilität

Mobilität bezeichnet eine körperliche Eigenschaft, die sich durch Bewegung erreichen lässt. Mobile Menschen haben die besten Voraussetzungen, die Aktivitäten des täglichen Lebens uneingeschränkt auszuüben. Indem sie in der Lage sind, den Aufenthaltsort oder die Position ihres Körpers durch eigene Kraft wunschgemäß zu verändern, sichern sie

- sinnvolle Beschäftigung,
- ihren Zugang zur Außenwelt,
- den Kontakt zu anderen Menschen,
- die verbliebenen körperlichen Fähigkeiten,
- die Erhaltung ihres Gesundheitszustands zumindest auf dem aktuellen Niveau. [1]

Merke

Mangelnde Bewegungsfähigkeit führt nicht zwangsläufig zu Einschränkungen der Mobilität. So gibt es z. B. Rollstuhlfahrer, die trotz der Unfähigkeit, sich auf den eigenen Beinen zu bewegen, im Alltag absolut selbstständig agieren. Deshalb bedeutet Mobilität für jeden Menschen etwas anderes – sie ist relativ.

1.2 Aufbau und Funktion des Bewegungsapparats

1.2.1 Muskeln

Definition

Muskel: Bündel von Gewebefasern, die durch einen geordneten Ablauf von **Anspannung** (*Kontraktion*) und **Erschlaffung** die Bewegung von Körperteilen ermöglicht.

Die **Muskeln** des menschlichen Körpers sind aufgrund ihres anatomischen Aufbaus und ihrer Funktionen zu unterscheiden:

- Die *quergestreifte* Skelettmuskulatur bewegt die Teile des Skeletts gegeneinander. Ihre Aktivität ist willentlich beeinflussbar und folgt beim gesunden Menschen den Absichten, sodass geplante Bewegungsabläufe möglich werden. Eine weitere wichtige Funktion ist die Wärmeproduktion, die sich aus der Muskelarbeit ergibt.
- Die *Herzmuskulatur* gehört aus anatomischer Sicht zur quergestreiften Muskulatur, unterliegt jedoch nicht dem willentlichen Einfluss, sondern ist autonom durch Impulsgeber am Herzen gesteuert.
- Die *glatte* Muskulatur ist ebenfalls der willentlichen Einflussnahme entzogen und leistet hauptsächlich langsame Bewegungen. Sie kommt z. B. in den Wänden des Verdauungstrakts vor, wo sie für den Transport des Speisebreis bzw. der Ausscheidungsprodukte verantwortlich ist.

Beim Thema der pflegerischen Mobilisation stehen die Skelettmuskeln im Mittelpunkt der Betrachtung. Sie sind über Sehnen an Knochen befestigt. Den zwischen den Sehnen liegenden Teil des Muskels nennt man **Muskelbauch.**

Für fließende Bewegungen ist das Zusammenspiel gegensätzlich wirkender Muskeln erforderlich. Ein **Agonist** (*Spieler*) führt eine bestimmte Bewegung aus, sein **Antagonist** (*Gegenspieler*) ist für die entgegengesetzte Bewegung verantwortlich.

Muskeln, die sich gegenseitig in ihrer Arbeit unterstützen, nennt man **Synergisten.**

Aufbau der Skelettmuskeln

Die quergestreiften Muskelfasern sind die grundlegenden Baueinheiten der Skelettmuskeln. Dabei handelt es sich um parallel angeordnete lange, dünne und vielkernige Zellen, die oft mit dem bloßen Auge erkennbar sind.

Die einzelnen Muskelfasern sind von Bindegewebe umgeben. Mehrere Muskelfasern werden durch weiteres Bindegewebe zu **Muskelfaserbündeln** zusammengefasst. Die derbe äußere Bindegewebshülle eines ganzen Muskels nennt man **Muskelfaszie** (*Muskelhülle*). An den Enden der Muskeln setzen sich diese Faszien als Sehnen aus straffem kollagenem Bindegewebe fort. Sie sind fest mit dem Knochen verbunden und leiten so die

Muskelkraft an das Skelett weiter, das sich dann entsprechend der Muskelkontraktion bewegt.
Die Skelettmuskeln sind sehr gut mit Nerven und Blutgefäßen versorgt. Seine rote Farbe verdankt das Muskelgewebe der starken Durchblutung sowie dem roten Farbstoff **Myoglobin** in den Muskelzellen, der ähnlich dem Hämoglobin (*roter Blutfarbstoff*) als Sauerstoffträger dient.
Die Nervenzellen zur Versorgung von Muskulatur nennt man **Motoneurone.** Sie treten über verzweigte Synapsen (*motorischen Endplatten*) mit den Muskelfasern in Kontakt.
Das Zellinnere der Muskelfasern, das **Sarkoplasma,** enthält als Hauptbestandteil fadenförmige **Myofibrillen** sowie viele randständige Zellkerne, Mitochondrien und Membransysteme.
Die Myofibrillen bestehen aus langen Ketten einander abwechselnder *Muskeleiweiße,* den dünnen **Aktinfilamenten** und den dicken **Myosinfilamenten.** Diese erscheinen im mikroskopischen Bild aufgrund ihrer regelmäßigen Anordnung als helle und dunkle Streifen. Von diesem Aufbau leitet sich der Name *quergestreifte* Muskulatur ab. Der Abschnitt zwischen zwei Querstreifen heißt **Sarkomer.** Dabei handelt es sich um die funktionelle Untereinheit der Myofibrillen. Zusätzlich durchziehen **Titinfilamente** das Sarkomer. Diese langkettigen Eiweiße sind u. a. für die Elastizität des Muskels und die Geschwindigkeit der Kontraktionen verantwortlich.

Sehnen und Bänder

Definition

Sehne (*Tendo*): Aus zugfesten kollagenen Fasern bestehendes Endstück eines Skelettmuskels. Flächige Sehnenplatten heißen Aponeurosen.
Band (*Ligament*): Knochenverbindende Bindegewebsstränge oder -platten.

Die Muskeln sind durch bindegewebige, derbe **Sehnen** an die Knochen geheftet. Über diese elastischen aber stabilen Verbindungen übertragen sich die Muskelkräfte auf den Knochen.
Bänder verstärken z. B. Gelenkkapseln oder stabilisieren die Stellung der Knochen und Gelenke.
Mangelnde Bewegung, wie sie z. B. durch Bettlägerigkeit auftritt, kann zu einer Verkürzung von Sehnen und Bändern führen, die den Bewegungsumfang der betroffenen Körperteile nachhaltig und manchmal unwiderruflich einschränkt. Mit fortschreitendem Alter verringert sich der Wassergehalt von Sehnen und Bändern. Damit sinkt die Elastizität und das Risiko von Verletzungen, etwa Bänderrissen, steigt.

Kontraktion des Skelettmuskels

In den motorischen Endplatten liegen Sekretbläschen, **synaptische Vesikel,** in denen sich der Neurotransmitter (*Überträgerstoff*) **Acetylcholin** befindet. Wenn ein Nervenreiz an der motorischen Endplatte ankommt, wird Acetylcholin ausgeschüttet und dockt an Rezeptoren in der Zellmembran der Muskelfaser an. Dadurch wird das chemische Element Kalzium ins Sarkoplasma freigesetzt und die Aktinfilamente gleiten weiter zwischen die Myosinfilamente. Die Sarkomere verkürzen sich. Da diese Aktion koordiniert stattfindet, entsteht daraus die Kontraktion des gesamten Muskels.

Die Muskelerregung endet, wenn das Acetylcholin mit Hilfe des Enzyms **Acetylcholinesterase** chemisch gespalten ist. Die Spaltprodukte werden wieder in die motorische Endplatte aufgenommen und erneut zu Acetylcholin zusammengefügt. Der Neurotransmitter steht dann für weitere Kontraktionen zur Verfügung.

Merke

Ab dem 40.–50. Lebensjahr nimmt die Muskelmasse pro Jahr um etwa 1 % ab. Damit verringern sich die Muskelkraft und -ausdauer. Mithilfe eines gezielten und angemessenen körperlichen Trainings lässt sich der Abbauprozess verzögern. Diese Tatsache unterstreicht die Bedeutung regelmäßiger sportlicher Aktivität bzw. angemessener Bewegungsübungen speziell für ältere Menschen.

Muskeltonus

Definition

Muskeltonus: Grundspannung der Muskeln.

Die Fasern der Skelett- und glatten Muskulatur befinden sich abwechselnd in einem kontrahierten Zustand und erzeugen so ein Gleichgewicht gegenüber den Kräften (z. B. der Schwerkraft), die kontinuierlich auf den Körper wirken. So ermöglicht der **Muskeltonus** u. a. die aufrechte Körperhaltung.

Eine Muskelkontraktion kann auf zwei Arten erfolgen:

- Während einer **isotonischen Kontraktion** verändert sich die Muskellänge. Dadurch entsteht eine äußerlich sichtbare Bewegung. Der Muskeltonus, also die Muskelspannung, bleibt dabei fast gleich. Beispiele sind die Kontraktionen der Beinmuskulatur beim Gehen oder der Armmuskulatur beim Essen.
- Während einer **isometrischen Kontraktion** steigt die Muskelspannung, die Muskellänge bleibt jedoch gleich. Obwohl hierbei keine äußerlich sichtbare Bewegung zustande kommt, handelt es sich um Muskelarbeit, für die Energie erforderlich ist. Ein Beispiel für isometrische Kontraktion ist das ruhige Halten eines Gewichts, z. B. am ausgestreckten Arm.

Tiefensensibilität

Definition

Tiefensensibilität: Wahrnehmung der Stellung und Bewegung des Körpers.

Rezeptoren in Muskeln, Sehnen und Gelenken registrieren Muskelspannung, Muskellänge und Gelenkstellungen:
- **Vater-Pacini-Lamellenkörperchen** in Gelenken bzw. Gelenkkapseln erkennen die mechanische Verformung von Gelenkkapseln.
- **Muskelspindeln** sind spezialisierte quergestreifte Muskelfasern, die durch Dehnung des betreffenden Muskels gereizt werden.
- **Golgi-Sehnenorgane,** dehnungsempfindliche Rezeptoren in den Sehnen, registrieren die Muskelspannung und bei einer Reizung die Kontraktion der betreffenden Muskeln.

Die Informationen der genannten Rezeptoren erreichen über Nerven das Rückenmark und in der Folge das Gehirn. Dort werden sie unter Einbeziehung von Informationen aus dem Gleichgewichtssinn und den Sinneskörperchen weiter verarbeitet. [1]

1.2.2 Knochen

Definition

Knochen (*Os*, Plural *Ossa*): Vielgestaltige anatomische Strukturen aus hartem Bindegewebe, die gemeinsam u. a. das Skelett bilden und darüber das äußere Erscheinungsbild des Menschen wesentlich bestimmen.

Das Skelett des Menschen besteht aus etwas mehr als 200 **Knochen.** Die genaue Zahl schwankt individuell, weil der Mensch unterschiedlich viele Sesambeine hat. Das sind kleine Knochen, die vor allem in der unteren Extremität in Sehnen eingelagert sind. Dort begünstigen sie die Kraftentwicklung während der Bewegung. Das größte Sesambein ist die Kniescheibe (Patella).
Zum Skelettsystem gehören auch die Gelenke, Sehnen und Bänder. Man unterteilt das Skelett in verschiedene Funktionseinheiten:
- **Schädel** (*Cranium*)
- **Wirbelsäule** (*Columna vertebralis*)
- **Knöcherner Brustkorb** (*Thorax*)
- **Schulter**- und **Beckengürtel**
- **Obere Extremitäten** (*Arme*)
- **Untere Extremitäten** (*Beine*).

Das Skelett stabilisiert den Körper, schützt innere Organe vor Verletzungen und speichert Mineralien. Das rote Knochenmark, das beim Erwachsenen hauptsächlich im Inneren von Brustbein, Rippen, Schädelknochen, Wirbeln und Beckenknochen vorkommt, bildet neue Blutzellen. In den anderen Knochen befindet sich das gelbliche Fettmark.

Knochentypen und -formen

Je nach ihrer Funktion sind Knochen sehr unterschiedlich geformt.

- **Röhrenknochen,** z. B. Oberarm- oder Fingerknochen, bestehen aus einem röhrenförmigen Schaft, der **Diaphyse,** und zwei meist verdickten Enden, den **Epiphysen.** Die Übergangszonen dazwischen heißen **Metaphysen.**
- **Platte Knochen** sind flach geformt. Hierzu zählen z. B. die Schädeldachknochen oder das Brustbein.
- Zu den **kurzen** und **unregelmäßigen Knochen** gehören die Hand- und Fußwurzelknochen, die Wirbel und viele Knochen des Gesichtsschädels.
- **Sesambeine** (siehe oben).

Aufbau der Knochen

Knochen sind sehr ökonomisch aufgebaut und verbinden ein möglichst geringes Gewicht mit maximaler Stabilität

Nur die Außenschicht der Knochen, die **Kortikalis,** besteht aus dichtem Knochengewebe. Bei den Röhrenknochen ist die Kortikalis im Bereich der Diaphyse besonders breit und wird dort **Kompakta** genannt. Im weniger belasteten Knocheninneren befindet sich ein dreidimensionales Netz aus **Spongiosa** (*Schwammknochen*). Die Anordnung ihrer Knochenbälkchen richtet sich nach der Belastung des jeweiligen Knochens. Insbesondere die Röhrenknochen sind auf Widerstandsfähigkeit gegen mechanische Einflüsse ausgelegt, die in der Längsachse auftreten. Das ist z. B. für die Ober- und Unterschenkelknochen höchst bedeutsam, weil sie während des Gehens das Gewicht des Körpers tragen und die dabei entstehenden Erschütterungen aushalten müssen. Belastungen, die quer zur Längsachse auftreten, halten Knochen weniger gut aus. Deshalb kommt es dabei häufiger zu Verletzungen im Sinne von Brüchen (*Frakturen*).

Der Raum zwischen den Knochenbälkchen heißt **Knochenmarkhöhle.** Beim Erwachsenen befindet sich dort in den meisten kurzen, flachen und unregelmäßigen Knochen sowie in den Epiphysen der Röhrenknochen das Knochenmark (siehe oben).

Die Gelenkflächen der Knochen sind von einer dünnen Schicht hyalinen Knorpels bedeckt. Zusammen mit der Gelenkflüssigkeit vermindern Knorpel die durch Bewegungen entstehende Reibung.

Außerhalb der Gelenkflächen ist der Knochen von einer sehr schmerzempfindlichen **Knochenhaut** (*Periost*) umgeben. Sie besteht aus Kollagen und elastischen Fasern und enthält an der Innenseite Nerven und die Gefäße.

Lamellenknochen

Zur Stabilität der Knochen trägt auch ihr Feinbau bei: Die meisten Knochen bestehen aus feinen Plättchen, die nur Bruchteile von Millimetern dick sind (*Lamellenknochen*). Eine Reihe von Lamellen ist jeweils röhrenförmig um einen **Havers-Kanal** angeordnet. So bilden sie viele feine, wenige Millimeter lange Säulen, *Havers-Säulen* oder *Osteone*. Die Osteone verlaufen vorwiegend in Längsrichtung des Knochens. Zu den Rändern des Knochens hin gruppieren sich die Lamellen zu größeren Platten, den **Generallamellen.**

Ernährung des Knochens

Der Knochen wird auf zwei Wegen mit Blut versorgt:

- Aus der Knochenhaut sprossen winzige Blutgefäße in den Knochen ein und versorgen ihn von außen.
- Größere Arterien ziehen durch die Kortikalis und verzweigen im Markraum zu einem Gefäßnetz, das den Knochen von innen mit Nährstoffen beliefert.

Bildung von Knochengewebe

Da das Baumaterial der Knochen zu den Binde- und Stützgeweben gehört, findet man auch hier **Zellen, Fasern** und **Grundsubstanz:**

- **Osteoblasten** bauen Knochen auf. Sie bilden die organische Grundsubstanz. Im Laufe der Entwicklung bis zum Erwachsenenalter scheiden sie große Mengen Kalziumsalze aus, die dem Knochen Festigkeit verleihen. Dabei werden die Zellen gewissermaßen „eingemauert" und wandeln sich zu den weniger stoffwechselaktiven **Osteozyten.**
- **Osteoklasten** lösen Knochen auf. Zwischen ihnen und den Osteoblasten besteht zeitlebens ein **dynamisches Gleichgewicht** mit ständigem Knochenauf- und -abbau. Bei erhöhter Belastung oder nach Knochenbrüchen wird mehr Knochen aufgebaut, auch im Alter. Bei mangelnder Belastung (z. B. durch Gips oder Bettlägerigkeit) überwiegen schon nach wenigen Wochen die Abbauvorgänge: Die Knochenbälkchen werden dünner, der Knochen verliert an Stabilität.

Knochenmasse und Knochendichte

Das gesamte Skelettgewicht eines Menschen wird üblicherweise als **Knochenmasse** bezeichnet. Die **Knochendichte** ist ein Maß für die Mineralisation, also den Kalksalzgehalt der Knochen. Je höher Knochenmasse und -dichte sind, desto fester und stabiler ist in aller Regel der Knochen.
Knochenmasse und -dichte erreichen um das 30. Lebensjahr ihr Maximum und nehmen dann langsam ab, bei Frauen nach der Menopause verstärkt.

Mineralhaushalt des Knochens

Zur Erhaltung eines gesunden Knochengewebes sind vor allem folgende Substanzen verantwortlich:

- Die Nahrung muss ausreichend *Kalzium* enthalten.
- *Vitamin D* fördert die Kalziumaufnahme aus dem Darm
- Hormone mit Wirkung auf den Knochenstoffwechsel sind *Parathormon* (aus den Nebenschilddrüsen), *Kalzitonin* (aus der Schilddrüse), *Sexualhormone* und *Wachstumshormon.* [1]

1.2.3 Gelenke

Definition

Gelenk: Verbindungsstelle zwischen zwei oder mehreren Knochen, an der überwiegend Bewegung möglich ist.

Gelenke mit einer **Gelenkhöhle** nennt man **freie Gelenke** (*Diarthrosen*). Hierzu zählen z. B. Schulter- oder Kniegelenk. Die meisten freien Gelenke sind in mindestens einer Ebene gut beweglich. Nur wenige freie Gelenke, etwa jenes zwischen Darmbein und Kreuzbein (*Sakroiliakalgelenk*), sind nur geringgradig beweglich (*straffe Gelenke, Amphiarthrosen*). Für den Aspekt der Mobilisation in der Pflege ist diese Gelenkform von hauptsächlicher Bedeutung.
Fugen (*Haften, Synarthrosen*) verbinden Knochen ohne nennenswerte Beweglichkeit. Es gibt bindegewebige Verbindungen (*Syndesmosen*), knorpelige Verbindungen (*Synchondrosen*) und knöcherne Verbindungen (*Synostosen*).
Für Pflegende sind Kenntnisse über den Aufbau, die Lokalisation und den physiologischen Bewegungsumfang der verschiedenen Gelenke besonders wichtig, weil eine unangemessene Mobilisation der Gelenke zu massiven Schäden führen kann. Insbesondere die anatomisch sehr instabilen Schultergelenke können bei Menschen mit reduzierter Kraft und krankheitsbedingt zurückgebildeten Stützstrukturen leicht luxieren. Eine solche Luxation bedeutet, dass der Gelenkkopf die -pfanne verlässt. Dies geht mit einem hohen Risiko der Verletzung des umliegenden Gewebes einher. Pflegende vermeiden Luxationen, indem sie insbesondere passive oder assistierte Bewegungsübungen (▶ Kap. 3.2) ausschließlich innerhalb der von den Gelenken vorgegebenen Freiheitsgrade ausführen. Sie beachten außerdem, dass kranke Menschen häufig nicht über die Beweglichkeit gesunder Menschen verfügen. Deshalb sind Gelenke ausschließlich unterhalb der Schmerzgrenze zu mobilisieren.
Pflegende mit geringer Erfahrung sollten sich an ihrem eigenen Körper orientieren. Eine prüfende Bewegung der entsprechenden Körperteile gibt Aufschluss über den grundsätzlich zu erwartenden Spielraum. Darüber hinaus ist besondere Sensibilität für individuelle Einschränkungen des pflegebedürftigen Menschen erforderlich.

Aufbau freier Gelenke

Die Beweglichkeit der Gelenke wird durch drei Grundstrukturen bzw. Bestandteile möglich:

- Glatte, von hyalinem Knorpel überzogene Flächen der Knochenenden bilden die **Gelenkflächen.** Zwischen diesen glatten und relativ harten, aber elastischen Flächen entsteht nur wenig Reibung. Sie verzögern deshalb auch Abnutzungserscheinungen.
- Die **Gelenkkapsel** umhüllt die **Gelenkhöhle.** Der Raum zwischen den Knochen heißt **Gelenkspalt.** Die äußere Schicht der Gelenkkapsel

besteht aus kollagenen Fasern und ist häufig durch derbe Bänder verstärkt. Diese Struktur verleiht dem Gelenk Stabilität und sorgt dafür, dass die Gelenkflächen passgenau aufeinander stehen bleiben. Innen liegt die **Gelenkinnenhaut** (*Membrana synovialis, Synovialis*). Sie enthält elastische Fasern, Gefäße sowie Nerven und sondert die Gelenkflüssigkeit ab.
- Die **Gelenkflüssigkeit** (*Synovialflüssigkeit, Synovia*) füllt den Gelenkspalt und erleichtert das Gleiten der Gelenkflächen. Außerdem versorgt sie den gefäßlosen Knorpel, indem sie die erforderlichen Nährstoffe auf dem Wege der Diffusion an die Zellen abgibt.

Schleimbeutel und Menisken

An mechanisch besonders belasteten Stellen liegen **Schleimbeutel** (*Bursae synoviales*). Dabei handelt es sich um dünnwandige, mit Synovialmembran ausgekleidete Säckchen, die den Druck verteilen, das Gleiten der Strukturen erleichtern und als Puffer bei Bewegungen dienen.
Menisken liegen als scheibenförmige Zwischenknorpel im Gelenkspalt. Sie dienen der Verteilung des Drucks auf eine größere Knorpelfläche, federn Stöße auf die Epiphysen ab und schonen so den Gelenkknorpel.

Gelenkformen

Wie beweglich ein Gelenk ist, hängt entscheidend von der **Gelenkform** ab:
- Die meisten Bewegungsmöglichkeiten, nämlich sechs Bewegungsrichtungen um drei Achsen, bietet ein **Kugelgelenk.** Der kugelförmige Gelenkkopf sitzt in einer schüsselförmigen Gelenkpfanne und hat auf diese Weise einen erheblichen Spielraum. Beispiele dafür sind Schulter- und Hüftgelenke.
- Beim **Eigelenk** (*Ellipsoidgelenk*) liegt ein konvexer, ovaler Gelenkkopf in einer konkaven Gelenkpfanne. Es ermöglicht Beuge-Streck- sowie Seit-zu-Seit-Bewegungen. Beispiel dafür ist das proximale (*körpernahe*) Handgelenk zwischen der Speiche (*Unterarmknochen*) und den Handwurzelknochen.
- Beim **Sattelgelenk** ist eine Gelenkfläche wie ein Sattel geformt, die andere umschließt diese Form, das sieht aus wie ein Reiter, der auf dem Sattel sitzt. Dieses Gelenk erlaubt die Seit-zu-Seit- sowie die Vorwärts-Rückwärts-Bewegung. Sie kommen z. B. zwischen den Handwurzel- und Mittelhandknochen vor.
- Das **Scharniergelenk** ist aus einer nach außen gewölbten (*konvexen*) Gelenkfläche in Rollenform und einer nach innen gewölbten (*konkaven*) Gelenkfläche gebildet. Es erlaubt lediglich einen Freiheitsgrad. Beispiele sind die Ellenbogen- und Fingergelenke.
- Beim **Radgelenk** dreht sich eine konkave um eine konvexe Gelenkfläche. Auch hier ist nur ein Freiheitsgrad möglich. Das ähnlich funktionierende **Zapfengelenk** bietet ebenfalls lediglich einen Freiheitsgrad, weil sich die konvexe um die konkave Gelenkfläche dreht. Diese ist durch ein Band zu einem Ring vervollständigt. Beispiele sind die Gelenke zwischen den Unterarmknochen sowie zwischen den obersten beiden Halswirbeln. [1]

2 Bewegungsorientierte Pflegekonzepte

Die Pflege von Menschen ist fast immer mit Bewegung verbunden. Die dazu gehörenden Maßnahmen setzen nahezu durchgängig die Veränderung der Position des Körpers oder seiner Teile voraus. Deshalb wirkt es logisch, dass sich in den vergangenen Jahren pflegerische Konzepte durchgesetzt haben, die besonderen Wert auf Bewegungsqualität legen. Es ist nämlich nicht einerlei, wie Pflegende einen Menschen unterstützen. Allein die Qualität einer Berührung kann darüber entscheiden, ob ein Mensch sich zur Eigenaktivität animiert fühlt, ob er die darauf folgende Bewegung als positives und ermutigendes Erlebnis empfindet, oder ob er sich durch die pflegerische Intervention in seiner Aktivität gehemmt sieht. In diesem Zusammenhang kommt es auch darauf an, dass Pflegende Sicherheit vermitteln. Viele kranke Menschen sind zutiefst davon überzeugt, keine eigene Leistung erbringen zu können. Pflege, die einseitig darauf setzt, mit dem Erkrankten zu verfahren und (z. B. aus der Überzeugung, damit Zeit sparen zu können) sämtliche Aktivitäten übernimmt, trägt zur Entmündigung bei und verstärkt den Abwärtstrend in die Bewegungseinschränkung. Selbstverständlich gilt, dass Pflegende sehr genau beurteilen, ob ein Mensch Anstrengungen zur Mobilität leisten kann. Ein apallisches Syndrom, tiefe Analgosedierung oder ein hoher Querschnitt schließen die aktive Beteiligung des Betroffenen nahezu aus. Ein Mensch mit einer halbseitigen Lähmung etwa nach Schlaganfall besitzt jedoch durchaus Ressourcen, die sich sinnvoll in die Mobilisationsbestrebungen integrieren lassen.

Merke

Die bewegungsorientierten Pflegekonzepte verstehen sich nicht als konkurrierende Lehren. Sie basieren jeweils auf wissenschaftlichen Grundlagen und entsprechen damit der erfahrbaren Realität. In bestimmten Bereichen zielen sie allerdings auf unterschiedliche Aspekte und ermöglichen den Pflegenden so einen umfassenderen Blick auf das Thema Mobilisation. Es ist sinnvoll, die verschiedenen Prinzipien miteinander zu kombinieren und auf diese Weise den individuellen Erfordernissen des einzelnen Pflegebedürftigen anzupassen.

2.1 Kinästhetik

Definition

Kinästhetik (griech. kinesis = *Bewegung*, aisthesis = *Empfindung*): Pflegerisches Handlungskonzept, das die Bewegungswahrnehmung in den Mittelpunkt stellt.

Die Amerikaner Frank Hatch und Lenny Maietta entwickelten in den 1980er-Jahren das Konzept der **Kinästhetik.** Dabei richtete sich ihr Interesse zunächst auf die kybernetische Betrachtung der Bewegungsabläufe von Tänzern. Bereits kurze Zeit später boten sie Kurse für Menschen verschiedener Altersgruppen an. Schließlich wandten sie sich auch dem Thema Pflege zu, weil sie erkannten, dass das Bewusstsein für Bewegung in diesem Berufsfeld entscheidende Bedeutung hat. Mithilfe der über kinästhetische Prinzipien vermittelten Kenntnisse bieten Pflegende den von ihnen betreuten Menschen nachvollziehbare Unterstützung zur Bewegung und reduzieren außerdem ihre eigenen Belastungen durch schweres Heben und damit ihr Risiko, sich Wirbelsäulenerkrankungen zuzuziehen.

Merke

International ist das Konzept unter dem Begriff „Kinaesthetics" geläufig. In Deutschland verwendet man jedoch vielfach den gleichbedeutenden Begriff „Kinästhetik", der nichts anderes ist als eine wörtliche Übersetzung aus dem Englischen.

In der Kinästhetik geht man davon aus, dass alle menschlichen Funktionen auf Bewegung basieren. Sie ist nicht allein bloße Verlagerung des Körpers von einem Ort zu einem anderen, sondern wirkt ebenso auf den Geist und die Stimmung des Menschen. Eigenständige Bewegung weckt in einem Menschen das Bewusstsein für die eigene Leistungsfähigkeit, die Autonomie und das Wohlbefinden insgesamt.

Merke

Aus der Kinästhetik erhalten Pflegende Anregungen für einen humanen, respektvollen und schonenden Umgang mit sich selbst und den Pflegebedürftigen.

Die Bewegungen des Körpers sind nicht nur das Ergebnis eines konkreten Wunsches. Ein Mensch, der an einem Tisch sitzt, auf dem ein Glas Wasser steht, wird, wenn er durstig ist, den Arm ausstrecken, das Glas ergreifen, zum Mund führen und die Flüssigkeit schlucken. Damit hat er sein Bedürfnis befriedigt. Gleichzeitig empfängt er durch die Handlung Reize, er spürt das Gewicht und die Temperatur des Glases, empfindet die Flüssigkeit im Mund, den Schluckakt und das anschließende Gefühl der Erfrischung. Während der Bewegung des Arms verlagert sich das Körpergewicht und macht Ausgleichsbewegungen erforderlich. Diese wenigen Beispiele für Empfindungen, die mit alltäglichen Handlungen einhergehen, soll verdeutlichen, dass Bewegungen einen komplexen Ablauf darstellen, in dessen Vollzug der Mensch (bewusst und unbewusst) sehr viele Informationen über sich selbst und seine Umgebung erhält.
Das kinästhetische Prinzip in der Pflege soll Pflegende befähigen, den betreuten Menschen genau diese Erfahrungen zuteilwerden zu lassen. Es

geht also darum, einen Transfer vom Bett in einen Stuhl nicht mit einseitigem Kraftaufwand auszuführen, indem ein oder zwei Pflegende das Körpergewicht des Betroffenen ohne dessen Beteiligung von einem zum anderen Ort wuchten. Vielmehr sollen sie den Bewegungsverlauf anbahnen, Reize für die Fortführung der Bewegung schaffen und unter Einsatz ihrer Kreativität selbst geringste Bewegungsimpulse in ihre Unterstützung aufnehmen. [2]

2.1.1 Theoretische Grundlagen

Zu den Grundlagen, die ein Verständnis für Kinästhetik eröffnen, gehören sechs Konzepte, die in ihrer Kombination alle Aspekte der Bewegung abbilden und den wissenschaftlichen Rahmen vorgeben.

Interaktion

Definition

Interaktion: Prozess der Kommunikation, bei dem mindestens zwei Akteure miteinander in einen Austausch treten und dabei wechselseitig die Signale ihres Gegenübers aufnehmen und entsprechend darauf reagieren.

Interaktion bedeutet im positiven Sinne, sich von seinen Mitmenschen überraschen zu lassen, achtsam mit ihnen umzugehen und ihre Bedürfnisse sowie Fähigkeiten wahrzunehmen und in das eigene Handeln einzubeziehen.

Um diese Wahrnehmungsleistung erbringen zu können, benötigt der Mensch seine fünf Sinne:

- **Tasten.** Insbesondere die Hände und Füße sind mit hoher Empfindungsfähigkeit ausgestattet und ermöglichen es, Informationen über die Umgebung und die darin befindlichen Personen aufzunehmen. Sie sind die bedeutendsten Hilfsmittel der Pflegenden. Aus der Sicht der Pflegebedürftigen ist auch der Mund ein wichtiges Tastinstrument. Kinästhetisch arbeitende Pflegende nutzen ihre Empfindungsfähigkeit, um Eigenbewegungen der unterstützten Person zu bemerken und sie mithilfe eines gemeinsamen Bewegungsablaufs zu verstärken.
- **Sehen.** Menschen lernen auch mit den Augen. Pflegende nehmen die Haltung und die Aktionen pflegebedürftiger Menschen wahr und gewinnen darüber einen genauen Eindruck von dem jeweiligen Befinden, den Fähigkeiten und Defiziten. Pflegebedürftige können neue Bewegungsmuster lernen, indem sie sie von Pflegenden „abschauen".
- **Hören.** Das Ohr ist der Weg, auf dem sich sprachliche Mitteilungen vermitteln. Im Zusammenspiel mit der Phantasie und den biografischen Erfahrungen entstehen aus gesprochenen Informationen nützliche Hinweise, denen Menschen Ideen für künftige Aktionen ent-

nehmen können. Allerdings beachten Pflegende, dass verbale Kommunikation einen Verständnisprozess voraussetzt, für den ein pflegebedürftiger Mensch ggf. eine gewisse Zeit benötigt. Reaktionen auf Aufforderungen erfolgen also – in Abhängigkeit von der kognitiven Leistungsfähigkeit – häufig zeitversetzt.

- **Schmecken.** Der Geschmackssinn vermittelt dem Menschen sinnliche Erfahrungen. Dabei geht es nicht nur um die reine Nahrungszufuhr, sondern auch um das Erlebnis der Aromen, die Textur der Speisen und das befriedigende Gefühl der Sättigung. Pflegende nutzen Geschmacksreize gezielt, um (z. B. im Rahmen der Basalen Stimulation®) Menschen mit eingeschränktem Bewusstsein ein positives Körpergefühl zu vermitteln. Das gelingt z. B. mit der speziellen Mundpflege, für die sich ganz unterschiedliche Flüssigkeiten verwenden lassen. Daneben regen individuell als interessant wahrgenommene Geschmacksrichtungen die Speichelbildung und den Schluckakt an und eignen sich deshalb zur Vorbeugung von Mundkrankheiten (▶ Kap. 4.6).
- **Riechen.** Der Mensch ist in der Lage, mit seinem Riechorgan mehrere tausend Gerüche zu unterscheiden. Damit verfügt er über einen Schutzmechanismus. Unangenehme Gerüche kommen als Warnung im Bewusstsein an und können dazu veranlassen, sich z. B. aus gefährlichen Situationen zu entfernen oder verdorbene bzw. unverträgliche Speisen zu erkennen und sie zu meiden. Auf der anderen Seite tragen angenehme Gerüche, wie Pflegende sie im Zuge der Aromatherapie einsetzen können, zur positiven Beeinflussung der Stimmung bei und können so die Motivation für körperliche Leistung erhöhen.

Das Prinzip der Interaktion verlangt von den Pflegenden zunächst einmal, sich zurückzunehmen. Im Austausch mit einem pflegebedürftigen Menschen müssen sie das scheinbar naturgegebene Gefälle zwischen Helfer und Hilfsbedürftigem auflösen. Bei der Mobilisation geht es nicht darum, dass die Pflegenden den Pflegebedürftigen von einem Ort zum andern transferieren und dabei ausschließlich ihre Kraft bzw. die zur Verfügung stehenden Hilfsmittel einsetzen. Vielmehr soll eine Kooperation auf Augenhöhe entstehen, zu der ein pflegebedürftiger Mensch seine Ressourcen beiträgt. Im Sinne der Interaktion nehmen Pflegende diese Impulse auf, begleiten und stärken die Bewegungsansätze. Sie vermitteln dem Betroffenen Vertrauen in seine biografisch angelegten Bewegungsmuster, bewegen sich selbst im gleichen Sinne und vermitteln auf diese Weise ihrem Gegenüber das Gefühl handlungsmächtig zu sein.

Dieser Anspruch kann im Einzelfall schwierig zu erreichen sein, denn insbesondere Menschen mit langer Krankheitsgeschichte sind nicht selten verunsichert, weil sie ggf. über große Zeiträume hinweg der „Hauruck"-Methode ausgesetzt waren und durch das gesellschaftlich zementierte Bild pflegerischer Rundumversorgung geprägt sind. Deshalb umfasst das Konzept Interaktion zunächst vor allem eine pädagogische Leistung der

Pflegenden. Die Umsetzung gelingt also nicht von einem Tag auf den anderen, sondern entwickelt sich in dem Maße, wie das Vertrauen des Pflegebedürftigen in seine eigenen Fähigkeiten sowie in den Respekt, den Pflegende ihnen entgegenbringen, wächst. [2]

Funktionale Anatomie

In der Kinästhetik ist der menschliche Bewegungsapparat in Knochen und Muskeln unterteilt:

- **Knochen** sind unflexibel, tragen das Gewicht und geben es an die Unterstützungsfläche weiter.
- **Muskeln** sind beweglich. Sie verändern die Stellung der Knochen zueinander und sorgen dafür, dass diese ihre gewichtstragende Funktion optimal erfüllen können.

Merke

In der Kinästhetik entstand aufgrund des Verständnisses für die funktionale Anatomie das Prinzip: „Über knöcherne Strukturen führen, nicht tragen". Mit der bewussten Abgabe von Körpergewicht an die knöchernen Strukturen erhalten auch Menschen, die ihre Muskeln nicht so einsetzen können, wie ein Gesunder es täte, die Möglichkeit zu einem größeren Bewegungsumfang. Pflegende leisten unter kinästhetischen Gesichtspunkten Unterstützung ausschließlich an den Knochen, weil Muskeln nur dann freies Spiel haben, wenn sie nicht von außen festgehalten werden.

Die Kinästhetik unterscheidet am menschlichen Körper sieben Massen und sechs Zwischenräume (▶ Abb. 2.1):

- Kopf, Brustkorb, Becken, Arme und Beine bilden die Massen.
- Halsbereich, Schultergelenke, Taille und Hüftgelenke bilden die Zwischenräume und damit die Verbindungen zwischen den Massen.

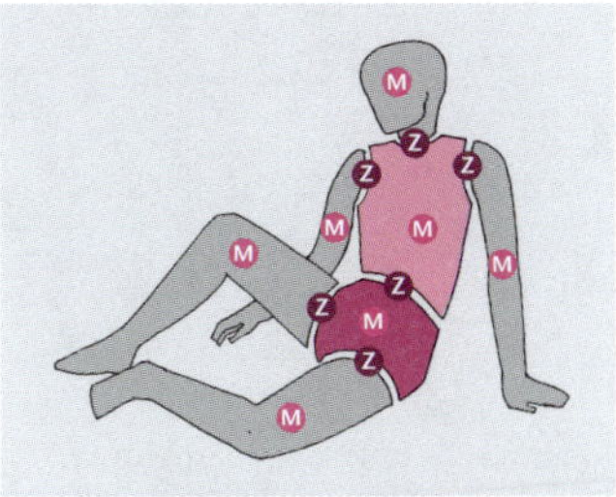

Abb. 2.1 Massen und Zwischenräume gemäß der Kinästhetik. [L215]

Massen sind hart, schwer und unbeweglich. **Zwischenräume** sind weicher, leicht und beweglich.

In der Kinästhetik geht man davon aus, dass es dem Pflegebedürftigen ein angemessenes Körperempfinden vermittelt, wenn die Massen nicht auf einmal, sondern nacheinander bewegt werden. Dazu geben Pflegende klare Signale, die beim Betroffenen als Aufforderung ankommen, die Bewegung einzuleiten oder zumindest als Zeichen, dass unmittelbar eine Bewegung bevorsteht.

Grundsätzlich orientieren Pflegende sich nach diesem Konzept bei der Verteilung des Gewichts Richtung Boden, dorthin also, wohin Massen aufgrund der Gravitationskraft streben. Das heißt, sie heben den Körper und seine Teile nicht, sondern sichern die Möglichkeit, das Gewicht mithilfe einer optimalen Verlagerung auf knöcherne Strukturen zur Unterstützungsfläche zu leiten. Diese Unterstützungsfläche kann eine Matratze, ein Stuhl oder der Erdboden sein.

Die Analyse menschlicher Bewegungsmuster zeigt, dass es dafür zwei Möglichkeiten gibt:

- **Zweidimensionale Bewegung** (*Parallelbewegung*): Bewegung in einer Bewegungsachse, z. B. vor – zurück, hoch – hinunter. Am Beispiel des Aufstehens aus einem Sessel beugt sich der Pflegebedürftige der Schwerkraft des Oberkörpers folgend nach vorn, stützt sich z. B. auf einem Stuhl ab, hebt das Becken vom Sessel und richtet dann den Oberkörper auf (▶ Abb. 2.2)

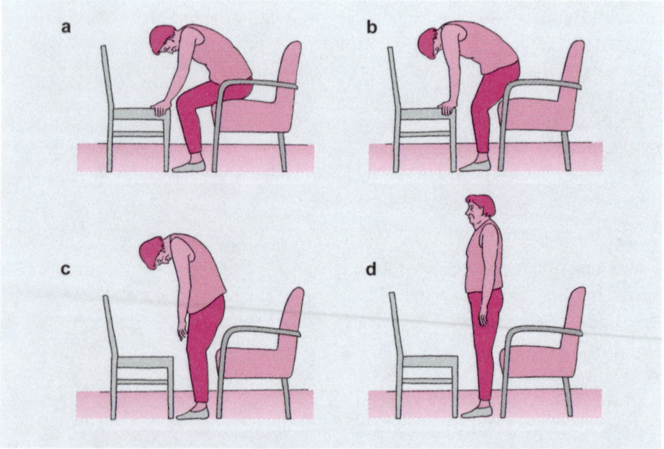

Abb. 2.2 Zweidimensionales Aufstehen aus dem Sessel: a) von der vorderen Sesselkante lässt der Pflegebedürftige seinen Oberkörper langsam nach vorne fallen und b) hebt das Becken an und stützt sich dabei auf einem Stuhl ab. c) Er lässt den Stuhl los, richtet den Oberkörper langsam auf und streckt die Knie, bis er d) aufrecht steht. [L119]

- **Dreidimensionale Bewegung** (*Spiralbewegung*): Der Pflegebedürftige stützt sich seitlich am Sessel, dreht dann das Becken beim Anheben und richtet sich auf (▶ Abb. 2.3). Dieses Bewegungsmuster entspricht der Art, wie Kinder lernen, aus der waagerechten in die senkrechte Haltung zu finden (siehe unten).

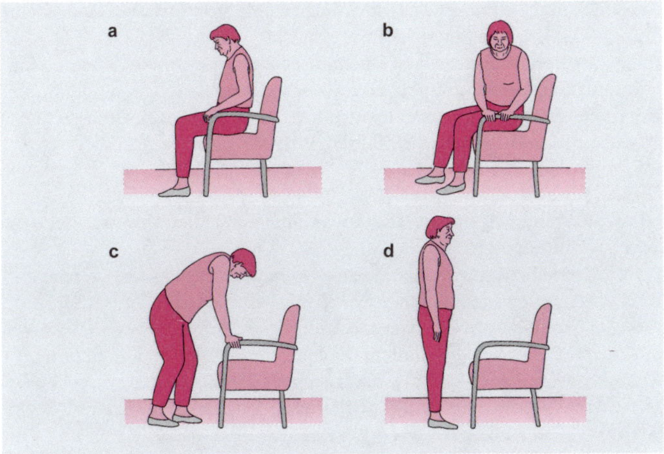

Abb. 2.3 Dreidimensionales Aufstehen aus dem Sessel: a) Pflegebedürftiger sitzt auf der vorderen Sesselkante. b) Er stützt sich seitlich auf die Sessellehne und bringt das rechte Bein nach vorn und c) hebt das Becken in einer Drehbewegung hoch. d) Der Pflegebedürftige richtet den Oberkörper auf, bis er sicher steht. [L119]

Der Aspekt der **Orientierung** gehört zum Konzept der funktionalen Anatomie. Menschen steuern ihre Bewegungen, indem sie fortlaufend das Verhältnis ihrer Körperteile zueinander und zum Raum abgleichen. Tatsächlich aber unterscheiden sich diese beiden Kategorien erheblich.

Betrachtet man die Kategorien **oben** und **unten,** bedeutet dies auf den Körper bezogen eine Bewegung, die Richtung Kopf bzw. Richtung Füße führt. Im Raum stellt die Zimmerdecke das „Oben“ dar und der Fußboden das „Unten“.

Wenn Pflegende einen Pflegebedürftigen auffordern, sich im Bett nach oben zu bewegen, kann daraus leicht ein massives Missverständnis entstehen. Pflegende meinen mit diesem Begriff überwiegend eine Bewegung, die in Richtung des Kopfes auszuführen ist. Pflegebedürftige verstehen nicht selten, dass sie sich von der Matratze heben sollen. Deshalb beachten Pflegende bei ihren Aufforderungen stets die Position, die ihr Gegenüber im Verhältnis zum Raum einnimmt. Wenn die Körperachse den Ortsangaben im Raum entspricht, z. B. beim Sitzen, sind allgemeine Richtungsangaben eindeutig. Wenn die Körperachse jedoch anders verläuft, z. B. im Liegen, ist es günstiger, sich auf die Körperstrukturen zu beziehen und etwa von „kopfwärts“ oder „fußwärts“ zu sprechen.

Die Kategorien **vorn** und **hinten** sind ebenfalls nicht eindeutig. Auf den Raum bezogen bezeichnet „vorn“ alle Dinge, die sich vor der Frontseite des Körpers befinden und „hinten“ alles das, was im Rücken liegt.

Die Stützfunktionen des Körpers sind weitgehend an seiner Rückseite angesiedelt, z. B. Hinterkopf und Rücken. Bereits am Ellenbogen dreht sich

die Ebene nach außen und bei den Knien ist die Stützfunktion an der Vorderseite des Körpers angesiedelt.
Pflegende beachten diesen Perspektivwechsel bei unterstützenden Maßnahmen. Es ist grundsätzlich davon auszugehen, dass Unterstützung der Rückseite eindeutigere Signale vermittelt und Bewegungsunterstützung an der Vorderseite leichter Blockaden auslöst. [2]

Menschliche Bewegung

Grundsätzlich unterscheidet man in der Kinästhetik Haltungs- und Transportbewegungen.
Die **Haltungsbewegung** muss von außen nicht sichtbar sein. Sie lässt sich besonders gut an einem stehenden Menschen verdeutlichen. In der aufrechten Haltung ruht der Mensch keineswegs, sondern pendelt um den optimalen Punkt seiner Balance. Die Ursache liegt im Haltungstonus der Muskulatur, die sich aus dem aufeinander abgestimmten Wechselspiel zwischen Anspannung und Entspannung in den Muskelfasern ergibt (▶ Kap. 1.2.1). Diese Haltungsbewegungen, die das Gleichgewicht sichern, begleiten auch die **Transportbewegungen,** mit denen der Mensch seine Körpermassen von einem Ort zu einem anderen bringt. Sie gelingen nur dann unfallfrei, wenn auf der gesamten Bewegungsstrecke das Gleichgewicht des Körpers insgesamt gewahrt ist.
Transportbewegungen können parallel oder spiralig stattfinden.
Unter dem **parallelen Bewegungsmuster** versteht man in der Kinästhetik gleichlaufende Bewegungen der rechten und linken Körperseite. Dazu zählt das Aufstehen von einem Stuhl, bei dem die Körperachse sich nicht dreht, beide Beine parallel auf dem Fußboden stehen bleiben und das Gewicht des Körpers sich gleichzeitig auf beide Beine verlagert. Dieses Muster erfordert hohe Bewegungskompetenz und ist typisch für erwachsene Menschen
Kinder bewegen sich hingegen sehr häufig spiralig. Sie tun das in einem einzelnen Bewegungsablauf, lernen aber auch den aufrechten Gang über Schritte, bei denen sie sich – z. T. im Abstand von mehreren Wochen – um ihre eigene Achse drehen. Dabei verrichten ihre Körperteile unterschiedliche Bewegungen. Eltern haben häufig die Gelegenheit, ihren Kindern beim Erlernen des aufrechten Ganges zuzuschauen und können dabei die einzelnen Schritte gut nachvollziehen (▶ Abb. 2.4):

- Das Kind liegt auf dem Rücken.
- Das Kind dreht sich auf den Bauch, gelangt in den Ellbogenstütz und vollzieht dabei die erste Drehung um seine Längsachse.
- Das Kind kommt in den Sitz und dreht sich dazu erneut.
- Das Kind lernt den Vierfüßlerstand (*Hand-Knie-Stand*).
- Das Kind lernt, aufrecht auf einem Bein und einem Knie zu stehen.
- Am Ende der Entwicklung stehen der sichere Stand auf einem und zwei Füßen. Damit ist der aufrechte Gang möglich.

Insbesondere während der Rehabilitation von Menschen nach Schlaganfällen oder anderen neurologischen Erkrankungen kann es sinnvoll sein, diesen natürlichen Weg des Bewegungsaufbaus nachzuvollziehen, um den pflegebedürftigen Menschen Sicherheit bei der Ausführung der Bewegungen zu vermitteln und ihnen die Schritte der Mobilisation so weit wie möglich verständlich zu machen. [2]

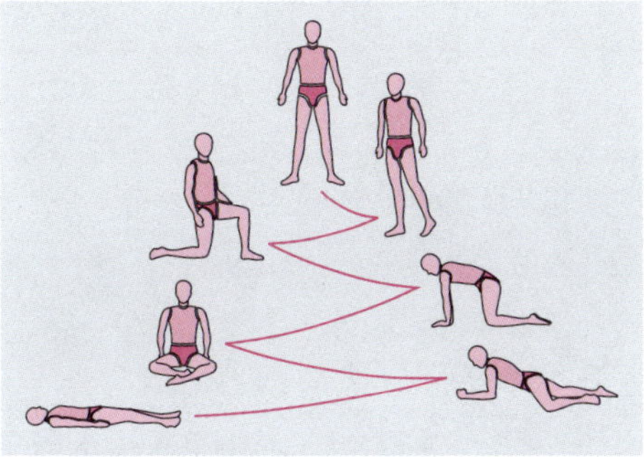

Abb. 2.4 Kinästhetische Grundpositionen. [L138]

Anstrengung

Dieses Konzept ist nicht als Appell zur Bereitschaft für höhere Belastungen gedacht, sondern bezeichnet lediglich die Tatsache, dass alle körperlichen Aktivitäten auch den Aspekt der Anstrengung umfassen. Aus Sicht der Pflegenden geht es meistens darum, die Anstrengungen zu verringern, um damit dem reduzierten Leistungsvermögen der pflegebedürftigen Menschen so gut wie möglich entgegen zu kommen – ohne bei dem Ziel der Bewegung Abstriche machen zu müssen.

Die Kinästhetik hat das Drücken und Ziehen als grundsätzliche Prinzipien der Anstrengung identifiziert. Diese beiden Formen der Kraftentwicklung führen jeweils sehr unterschiedlicher muskulärer Spannung. Es ist z. B. ein Unterschied, ob ein Mensch vom Stuhl aufsteht, indem er sich auf den Armlehnen abstützt, also das Prinzip **Drücken** anwendet, oder ob er seinen Körper nach dem Prinzip des **Ziehens** näher an die vor ihm stehende Tischplatte bringt.

Pflegende beachten diese Kategorien und unterstützen in diesen Fällen stets nach dem gleichlautenden Prinzip. So ist es kontraproduktiv, einem sich in die Senkrechte drückenden Menschen mit einer ziehenden Bewegung unter den Achseln zu assistieren. Da jede Form der Unterstützung die autonome Spannung des Körpers stört, ist es besser, wenn die Bewegungspartner sich auf eine gemeinsame Strategie einigen, indem der Helfer z. B. dem Pflegebedürftigen die Hände reicht, damit dieser sich ziehend aufrichten kann. [2]

Merke

Entscheidend für die maximale Wirkung der Unterstützung ist das Angebot einer kontinuierlichen Berührung. Flüchtige und punktuelle Unterstützungen vermindern das Sicherheitsgefühl und unterbrechen die Körperspannung, die sich erst im Zuge der fortgeführten

Bewegung aufbaut. In diesem Punkt trifft sich das Konzept der Kinästhetik mit dem der Basalen Stimulation®, bei der taktile Reize ebenfalls durch großflächige, feste und deshalb sicherheitsvermittelnde Berührungen zu setzen sind. [2]

Menschliche Funktion

In dem Konzept der menschlichen Funktion vereinigen sich die zuvor genannten Aspekte Interaktion, funktionale Anatomie, menschliche Bewegung und Anstrengung.
Die Kinästhetik unterscheidet einfache und komplexe Funktionen.

Einfache Funktion

Unter dem Begriff **einfache Funktion** sind Körperhaltungen zu verstehen, die der Mensch unter Wahrung seiner Balance einnehmen kann. Sie unterscheiden sich vor allem in der Zahl der Körpermassen, die durch die jeweilige Position gebunden sind. So ist das Liegen zwar eine Funktion, die nur wenige Anforderungen an die Koordination und Bewegungskompetenz des Betroffenen stellt. Andrerseits sind in dieser Lage relativ viele Körperteile dadurch ausgelastet, dass sie Gewicht an die Unterstützungsflächen abgeben. Der Aktionsradius ist erheblich eingeschränkt.
Im Gegensatz dazu steht der Stand auf beiden Beinen, bei dem das Gewicht des Körpers lediglich auf den Fußsohlen ruht. In dieser Position muss der Mensch erhebliche Koordinationsleistung erbringen, um seine Haltung sicher wahren zu können. Andrerseits sind Oberkörper und die oberen Extremitäten frei, zusätzliche Aktivitäten zu leisten.
Zwischen diesen Extrempositionen bieten die unter „menschliche Bewegung" beschriebenen Körperhaltungen unterschiedlich viel Spielraum.

Komplexe Funktion

Die **komplexe Funktion** beschreibt eine Aktivität, die ausgehend von einer balancierten Position möglich sind, weil sie zusätzliche Anstrengung erfordert.
Die komplizierteste dieser Funktionen ist die gehende Fortbewegung, weil sie die Koordination des gesamten Körpergewichts über die Beine voraussetzt. Diesen Bewegungsablauf kann man in Phasen gliedern:
- Verlagerung des Gewichts auf das stabil ausgerichtete Bein
- Vorwärtsbewegung des entlasteten Beins
- Verlagerung des Körpergewichts auf das nach vorn gesetzte Bein und erneuter Gewinn der Balance an einem anderen Ort

Unter komplexe Funktionen fallen auch Aktivitäten, die ohne die Verlagerung des gesamten Körpers an einen anderen Ort erfolgen. Dazu zählen z. B. Bewegungen, die im Sitzen auszuführen sind, etwa Nahrungsaufnahme, Kleiden, Lesen und Schreiben. [2]

Umgebung

Der Mensch bewegt sich stets in Abhängigkeit von den Bedingungen des Raums, in dem er sich befindet. Dieser Raum kann hohe Anforderungen an Bewegungskompetenz und Kraft stellen, oder auf die individuellen Fähigkeiten ausgelegt sein. Ein gesunder Mensch, der sich auf eine Bergtour begibt, tut dies vor allem, um seinem Körper Leistungen abzuverlangen, die im normalen Alltag nicht erforderlich sind.

Menschen, die durch Krankheiten eingeschränkt sind, benötigen ggf. spezielle Vorrichtungen und Hilfsmittel, um selbst kurze Bewegungsstrecken überhaupt bewältigen zu können. Pflegenden kommt bei der Auswahl dieser Hilfsmittel eine beratende Funktion zu. Eine Auswahl der ggf. erforderlichen Gegenstände und ihrer Eigenschaften:

- **Pflegebett** (▶ Kap. 3.3.1). Hilfreich ist eine variable Höhe, weil sie dem Betroffenen den Einstieg erleichtert und gleichzeitig den Pflegenden rückenschonendes Arbeiten ermöglicht.
- **Matratze.** Da dieses Hilfsmittel für viele pflegebedürftige Menschen die zentrale Unterstützungsfläche darstellt, ist auf eine sachgerechte Auswahl große Aufmerksamkeit zu verwenden. Hierbei ist den gegensätzlichen Polen der Dekubitusprophylaxe (▶ Kap. 4.2) und der Bewegungsunterstützung große Aufmerksamkeit zu widmen. Die Vorbeugung von Druckgeschwüren erfordert tendenziell eine weichere Unterlage. Als Unterstützungsfläche für selbstbestimmte Bewegungen eignet sich jedoch eher eine härtere Unterlage, weil sie den Verlagerungen des Körpergewichts größeren Widerstand entgegensetzt und damit die Bewegungen erleichtert.
- **Stuhl.** Für die sitzende Position ist ein entsprechendes Möbel erforderlich, das entweder grundsätzlich an die Körpermaße des pflegebedürftigen Menschen angepasst ist oder sich entsprechend verstellen lässt. Besonderes Gewicht legen Pflegende darauf, dass die Sitzfläche exakt so weit vom Fußboden entfernt ist, um dem sitzenden Menschen einen sicheren Kontakt der gesamten Fußsohle auf dem Boden zu ermöglichen (▶ Abb. 2.5). Dies ist für alle weiterführenden Bewegungen unabdingbar. Auch sollen die Sitzbreite und die Form der Rückenlehne optimale Unterstützung bieten. Sie dürfen weder einengen, noch den Benutzer zu einer Körperhaltung zwingen, aus der heraus er nicht in der Lage ist, Bewegungsziele zu erreichen. Als Faustregel gilt, dass eine möglichst großflächige Unterstützung positiv zu bewerten ist (Rollstühle ▶ Kap. 3.3.3).

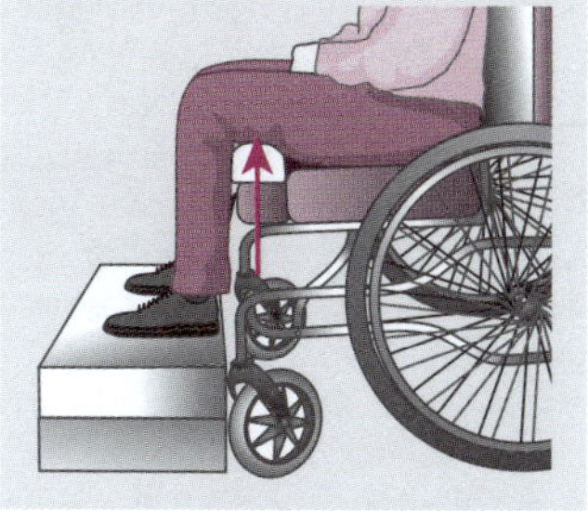

Abb. 2.5 Unterstützung der Beine und sicherer Bodenkontakt der Füße im Sitzen. [L138]

- **Barrierefreie Architektur.** Im deutschsprachigen Raum lassen sich die landläufigen Prinzipien der Architektur nicht anders als kurzsichtig und menschenunfreundlich bezeichnen. Fachleute sagen seit Jahren, dass es keinen vernünftigen Grund gibt, jedes Wohnhaus mit Treppen zur Eingangstür zu versehen. Sie stellen für bewegungseingeschränkte Menschen ein erhebliches Hindernis dar und sind ohne weitere Hilfsmittel für Rollstuhlfahrer nicht zu bewältigen. Die Probleme setzen sich im Inneren der Häuser fort, weil dort z. B. die Türen nicht breit genug für die Passage von Rollstühlen sind, die Lichtschalter zu hoch angebracht sind, um sie mit der Hand an einer Gehhilfe bedienen zu können, Duschen fast ausnahmslos eine Einfassung aufweisen und Fensterbänke zu hoch verlaufen, um aus der sitzenden Position problemlos nach draußen schauen zu können. Für Pflegende ergibt sich aus den Wohnraumplanungen, die ausschließlich auf uneingeschränkt bewegungsfähige Bewohner ausgelegt sind, eine umfassende Beratungspflicht. Sie umfasst vor allem die Aufklärung über Hilfsmittel, die nachträglich installierbar sind, um ursprüngliche Versäumnisse bei der barrierefreien Auslegung der häuslichen Umgebung zu mildern. Zu den Hilfsmitteln gehören stabile Griffe in Toilette und Bad, Lifter zur Überwindung von Niveauunterschieden in der Wohnung und Rampen. [2]

LESE- UND SURFTIPP

- Kinaesthetics Deutschland: www.kinaesthetics.de
- Deutsche Gesellschaft für Kinästhetik und Kommunikation e. V.: www.kinaesthetik.de
- Informationsportal: www.pflegen-online.de/altenpflege/pflege/kinaesthetik-adressen.htm

2.1.2 Tipps zur praktischen Umsetzung

Das Wissen um Massen und Zwischenräume sowie die kinästhetische Sicht auf Bewegungen ermöglicht **professionelle Berührung.** Damit schaffen Pflegende Eindeutigkeit und sorgen dafür, dass die notwendige Distanz zwischen ihnen und den pflegebedürftigen Menschen erhalten bleibt, sodass diese die professionell notwendigen Handlungen nicht als Übergriff in ihre Intimsphäre auffassen.

Kinästhetik ist ein Konzept ohne eindeutige Rezepte. Pflegende sind aufgerufen, die individuellen Ressourcen eines Menschen zu analysieren und dann unter Berücksichtigung der genannten Prinzipien Bewegungen zu ermöglichen. Das Verständnis für die Bedingungen, unter denen Bewegung sich gestaltet, hilft ihnen, sachgerecht auf die jeweiligen Erfordernisse einzugehen und eine Unterstützung zu leisten, die den Fähigkeiten des einzelnen Pflegebedürftigen entspricht.

Das Bewusstsein für die Bedeutung der Berührung zwischen Pflegenden und dem pflegebedürftigen Menschen haben in der Kinästhetik große Bedeutung.

Durch feste und sichere Bewegungen können die Hände der Pflegenden eine **beruhigende** und **führende** Wirkung entfalten, indem sie Impulse geben. Bei der Bewältigung von Treppenstufen erfüllt ein unterstützender Griff an das Becken des Betroffenen diese Forderungen sehr gut (▶ Abb. 2.6). Der Pflegebedürftige kann durch die Nutzung vorhandener Hilfsmittel (hier das Treppengeländer) seine eigenen Fähigkeiten selbständig einsetzen und empfindet gleichzeitig die Assistenz der Pflegekraft als zusätzliche Sicherheit.

Auch das Ausstreichen verlangt sichere und feste Berührungen. Zwei Beispiele:

- Die linke Hand liegt am Brustkorb, die rechte am Schultergürtel. Die linke Hand streicht mit leichtem Druck nach oben Richtung Kopf (*Impuls zum Aufrichten des Kopfes*). Die rechte Hand streicht mit etwas stärkerem Druck beinwärts (*Impuls zum Aufrichten des Körpers*). Dabei geben die Hände die Richtung (oben – unten) an
- Die Pflegekraft steht vor dem sitzenden Menschen. Sie legt ihre Hände mit leichtem Druck auf die Schultergelenke des Pflegebedürftigen und streicht langsam unter Beibehaltung des Drucks an den Armen entlang über die Oberschenkel, Kniegelenke, Unterschenkel und Füße (*Impuls zum Aufstehen*). [2]

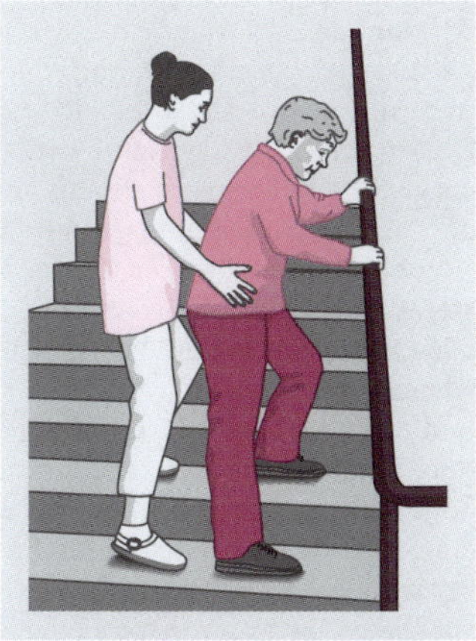

Abb. 2.6 Mögliche Unterstützung eines Menschen beim Treppensteigen. [L138]

Merke

Beide Übungen sind sehr einfach, wirkungsvoll, risikolos einzusetzen und vielfältig anwendbar. Pflegende können das Gefühl für die korrekte Anwendung erwerben, indem sie die Techniken an gesunden Partnern, z. B. Kollegen, erproben. [2]

2.2 Bobath-Konzept

Birgit Dammshäuer

Definition

Bobath-Konzept: Problemlösender Ansatz in der Befundaufnahme und der Behandlung von Individuen mit Störungen von Funktion, Bewegung und Haltungskontrolle durch eine Läsion im Zentralnervensystem (Übersetzung der VeBID von 2008).

Die Begründer des Bobath-Konzepts, Berta und Karel Bobath wurden zu Beginn des 20. Jahrhunderts in Berlin geboren.
Berta Bobath setzte sich bereits während ihrer Ausbildung zur Gymnastiklehrerin intensiv mit gesunden Körpern und den physiologischen Abläufen der normalen Bewegung auseinander. Karel Bobath studierte Medizin. Nach der Emigration aus Deutschland ließ das Paar sich in Großbritannien nieder. Dort nahm Berta Bobath in den 1940er-Jahren eine Anstellung an, die den Auftrag umfasste, pflegerische Gymnastik mit spastisch behinderten Kindern durchzuführen. Damals ging die Lehrmeinung davon aus, dass Spastizität nicht beeinflussbar sei.
Dessen ungeachtet erreichte Berta Bobath bei ihren Patienten eine Minderung des hohen Muskeltonus und es gelang den Betroffenen nach einiger Zeit sogar, Bewegungen mit den zuvor nicht willentlich steuerbaren Körperteilen auszuführen.
Der Arzt Karel Bobath versuchte, die neurophysiologische Erklärung für diese Erfolge zu finden. Er setzte sich mit den damals bestehenden neurowissenschaftlichen Erkenntnissen zur motorischen Kontrolle auseinander und entnahm daraus Hypothesen, die den praktischen Behandlungserfolg seiner Frau erklärten. Da die Behandlungsstrategie und die sichtbaren Erfolge auf empirischem Wege entstanden waren, wurden im Laufe der Zeit einige der bereits gesichert scheinenden Hypothesen von neuen Kenntnissen überholt. Daraus entwickelten Berta und Karel Bobath die Forderung, dass ihr Konzept stets offen für neue Erkenntnisse und deshalb einem kontinuierlichen Abgleich mit der Wissenschaft unterworfen sein solle. Diese Entwicklung hat vor allem in den vergangenen 15 Jahren stark an Bedeutung gewonnen, da die Hirnforschung sehr schnell voranschreitet und die Behandlungsstrategien immer stärker an ihrer Belegbarkeit und nachvollziehbaren Wirkung gemessen wird. Es kann vor diesem Hintergrund als Qualitätsmerkmal gelten, dass sich die therapeutischen Prinzipien im Vergleich zu früher erheblich verändert haben.
Bei der Umsetzung des Bobath-Konzepts kommen keine starren Behandlungstechniken zur Anwendung, die sich im Sinne von Rezepten darstellen lassen. Vielmehr passen die Therapeuten im kontinuierlichen Austausch mit den Betroffenen die Unterstützung von Handlungsabläufen an die persönlichen Bedürfnisse an. Dies fordert von allen an der Behandlung beteiligten Berufsgruppen eine fortwährende Analyse und ein dynamisches Selbstverständnis. Starre Handlungsmuster werden den Anforderungen nicht gerecht.
Die selbstständige Problemlösung des Betroffenen steht während der Behandlung nach dem Bobath-Konzept im Vordergrund. [3]

LESE- UND SURFTIPP

Ambulantes Bobath-Zentrum in London (gegründet von Berta und Karel Bobath): www.bobath.org.uk (ausschließlich in englischer Sprache)
Bobath-Initiative für Kranken- und Altenpflege: www.bika.de

Gemeinsame Internetseite der vier Verbände, die sich interdisziplinär mit der Umsetzung des Bobath-Konzepts befassen: www.bobath-konzept-deutschland.de
Internationale Organisation der Bobath-Instruktoren (IBITA): www.ibita.org (ausschließlich in englischer Sprache)

2.2.1 Theoretische Grundlagen

Neurophysiologie

Das **zentrale Nervensystem** (*ZNS*) ist lebenslang lernfähig und kann sich neu organisieren. Diese Anpassungsfähigkeit nennt man Plastizität. Es entstehen ständig neue synaptische Verbindungen, mit deren Hilfe aktive Verarbeitungsprozesse ablaufen. Über diese Regenerationsfähigkeit verfügen auch Menschen, die eine Hirnschädigung erlitten haben, z. B. durch einen Schlaganfall oder ein Trauma.
Entscheidend für die Regeneration motorischer Funktionen sind:

- Bewegungserfahrungen, die der Betroffene nach der Schädigung macht,
- Qualität der Bewegungen,
- Art der Einbeziehung des Betroffenen in die Bewegungsübungen.

Vor allem in den ersten Wochen nach einer Hirnschädigung ist es das Ziel der Behandlung, dem Betroffenen einen positiven Lernanreiz durch die Qualität von beidseitigen Bewegungen zu geben, damit ein sinnvoller plastischer Prozess in Gang kommt.
Negativ wäre es, wenn er z. B. „Spastizität" lernen würde. Auch darin würde sich die Anpassungsfähigkeit des ZNS äußern – allerdings mit einer hinderlichen Wirkung auf das Ziel der größtmöglichen Selbstständigkeit und einer starken Einschränkung der Fähigkeit zu beidseitig durchzuführenden Bewegungen.
In der Akutphase sind – je nach Art, Größe und Lage der Hirnschädigung – Neurone oder ihre Verbindungen zerstört. Damit sind sie nicht mehr miteinander verschaltet und Hirnregionen z. T. nicht nutzbar. Die Erkrankten können in den ersten Tagen auch die nicht von der Lähmung betroffene Körperseite kaum oder lediglich stereotyp bewegen.
Ausgehend vom ZNS heißt dies:

- Wegen der nicht benutzbaren Nervenbahnen lassen sich sensorische Reize nicht verarbeiten.
- Das Gehirn kann deshalb innere Repräsentation des Körpers (*propriozeptive Verarbeitung*) nicht mehr leisten. Das Erleben der Umwelt ist gestört und das Bewegungsverhalten ist verändert.

Nach der Hirnschädigung beginnt die Neuorientierung des ZNS sehr schnell und einzelne Systeme nehmen schon bald die Kommunikation erneut auf. [3]

Neuroplastizität

Definition

Neuroplastizität (griech. plasticos = *formen*): Anpassungsfähigkeit von Nervenverbindungen.

Untereinander sind die **Neurone** (*Nervenzellen*) über Axone und Dendriten verbunden. Sie dienen dem Informationsaustausch. Ein Neuron kann viele Dendriten ausbilden. Über sie empfängt es Informationen in Form von elektrischen Impulsen (*Aktionspotenzialen*) von anderen Nervenzellen. Jedes Neuron bildet ein Axon, über das Informationen an andere Zellen weiter gegeben werden.
Welche Nervenzellen Verbindungen eingehen, ist zum einen genetisch bestimmt. Zum anderen werden Nervenverbindungen durch erregungsabhängige Erkennungs- und Differenzierungsvorgänge dazu angeregt, sich zu verbinden. So entsteht eine Vielzahl von Verbindungen, die neue Funktionen ermöglichen.
Die neuronale Fähigkeit, neue Verschaltungsmuster hervorzubringen und nicht mehr benutzte Schaltkreise zurückzubilden, ist abhängig von der Umwelt und dem Lernvermögen jedes einzelnen Menschen. Dieser plastische Prozess findet während bestimmter Entwicklungsphasen statt, zum anderen ist das ZNS in gewissem Umfang während des gesamten Lebens dazu in der Lage.
Im Kindesalter wächst die Zahl der Nervenverbindungen am schnellsten, da Kinder in wenigen Jahren sehr viel lernen. Unabdingbare Voraussetzung dafür ist die angemessene Förderung durch ein abwechslungsreiches Umfeld, das unter anderem durch akustische, visuelle, motorische und sensible Reize auf das ZNS wirkt. [3]

Merke

Je reichhaltiger die Anregungen aus der Umwelt sind, desto dichter sind die dendritischen Verzweigungen und desto höher ist die Zahl der Synapsen.

Das neuronale Netzwerk setzt sich aus einzelnen Teilen und Unterteilen, den neuronalen Sets und Teilsets, zusammen. Am Beispiel des Zähneputzens wird dies deutlich: Man hält die Zahnbürste immer auf die gleiche Weise in der Hand und putzt immer in die gleiche Richtung, ohne darüber nachzudenken. Ein derartiges Set kann modifiziert oder mit anderen Sets bzw. Teilsets verbunden werden. Zähneputzen kann etwa stehend am Waschbecken, gehend oder sitzend erfolgen. Müsste ein Mensch plötzlich seine Zähne mit der anderen Hand putzen, würde er dies als ungewohnt empfinden und die ursprüngliche Geschicklichkeit neu erlernen.
Hirnareale, die für bestimmte Funktionen zuständig sind, können sich abhängig von ihrer Nutzung erheblich vergrößern. Deshalb haben Men-

schen, die bestimmte Techniken besonders gut beherrschen oder ausdauernd üben, z. B. Musiker, größere Hirnareale für diese Fähigkeiten zur Verfügung. [3]

Merke

Mit zunehmendem Alter nimmt die Zahl der Synapsen in individuell unterschiedlichem Maß ab. Benachbarte Nervenzellen können den Verlust vorübergehend kompensieren. Beeinflusst ist der Funktionsverlust durch:
- genetische Faktoren,
- den „Trainingszustand" des Gehirns,
- die Wirkung toxischer Substanzen, z. B. Alkohol. [3]

Neuromuskuläre Plastizität

Plastizität (siehe oben) bezieht sich auch auf die Anatomie des menschlichen Körpers (z. B. Muskeln, Haut, Gelenke). Er verändert sich während des gesamten Lebens strukturell. Die genetischen Anlagen bestimmen Größe und Körperbau des Menschen (*Genotyp*), aber erst die Art der Nutzung der Muskeln bestimmt die individuelle Gestaltung des Körpers (*Phänotyp*).

So bestimmt z. B. die sportliche Tätigkeit eines Kindes oder Jugendlichen, wie sich sein Körper entwickelt. Kinder, die viel vor dem Computer sitzen und sich wenig bewegen, leiden oft schon in frühen Jahren an Haltungs- und Bewegungsstörungen.

Damit Bewegungen überhaupt möglich sind, ist ein intaktes Nerven- und Muskelsystem notwendig. Eine wichtige Rolle spielen dabei lebenserhaltende Stoffe, die während der Aktion, im Zusammenspiel zwischen Nerv und Muskelzelle, von beiden Seiten ausgeschüttet werden. Der Stoffaustausch der aktiven Gewebe ist lebenswichtig für den Erhalt des ZNS und des neuromuskulären Systems.

Die Abhängigkeit des ZNS- und Muskelgewebes vom gegenseitigen Stoffaustausch erklärt, warum es durch Nichtbenutzung einzelner Muskelgruppen zum Schrumpfen, Abbau und Absterben von Nervenverbindungen sowie Muskelzellen kommen kann. Sehr deutlich beobachten lässt sich dieser Vorgang an Gliedmaßen, die in ihrer Beweglichkeit längere Zeit eingeschränkt waren, z. B. durch einen Gipsverband.

Bei einem Menschen mit Hirnschädigung sind die peripheren Nervenbahnen und Muskeln in der Akutphase noch intakt, es ist ihnen aber nicht möglich, auf gespeicherte Informationen und deren Verarbeitung zuzugreifen. Weil Bewegung den Transport von Nervenimpulsen fördert, ist es wichtig, Bewegungen sobald wie möglich zu anzubahnen. Dies bedeutet, die Betroffenen bei den Bewegungen der stärker betroffenen Seite zu unterstützen.

Stehen die Gelenke in einer Stellung zueinander, die die Bewegung ermöglicht und erleichtert, wird der elektrische Impuls bis zum Gehirn weitergeleitet. Dabei ist darauf zu achten, dass z. B. beim Aufstellen des Beins die Bewegung vom Fuß über das Fußgelenk, Kniegelenk und Hüftgelenk eingeleitet wird. Im günstigsten Fall kann der Betroffene sein Bein selbst aktiv aufstellen. Nur über die immer wieder erfahrene Bewegung wird ein Erkrankter letztlich in der Lage sein, die Bewegung selbst auszuführen. Stehen die Gelenke nicht richtig zueinander, entsteht kein Impuls für die Bewegung. Zu solchen Situationen kommt es, wenn die Betroffenen im Alltag vorwiegend passiv bewegt, z. B. gehoben und getragen werden. [3]

Neubildung von Neuronen

In der embryonalen Entwicklung ist die Zahl der Neuronen festgelegt. Inzwischen ist erwiesen, dass auch bei erwachsenen Menschen die durch Neulernen und häufiges Nutzen besonders beanspruchten Hirnareale eine besonders deutlich ausgeprägte Vernetzung von Neuronen zeigen und dort sogar neue Neurone entstehen.

Aufgrund der Regenerierungsbestrebungen des ZNS innerhalb kurzer Frist nach einer Schädigung ist es enorm wichtig, die ersten drei Monate intensiv für die Rehabilitation zu nutzen. Dies bedeutet aber nicht, dass nach dieser Zeit eine Rehabilitation nicht mehr erfolgreich wäre.

Die vielen Regenerationsmöglichkeiten des ZNS zeigen, dass Menschen, die eine Hirnschädigung erlitten haben, gut zu therapieren sind, wenn sie die richtigen Angebote erhalten. Sie müssen Bewegungen erfahren und neu erlernen, um trotz ihrer Behinderung größtmögliche Selbstständigkeit zu erreichen. Dieser Prozess kann mehrere Jahre in Anspruch nehmen und erfordert viel Ausdauer und Disziplin.

Auch wenn das ZNS lebenslang lernfähig bleibt, ist das Lernen im Alter nicht so leicht wie in der Kindheit. Umso wichtiger ist es, dass die Pflegenden bei allen Tätigkeiten mit dem Betroffenen auf sinnvolle Bewegungsmuster achten. [3]

Merke

Es gibt auch Faktoren, die sich ungünstig auf die Plastizität auswirken. Medikamente wie Antiepileptika, Antispastika, Neuroleptika oder Antibiotika können das Nervenwachstum beeinträchtigen. Aber auch die Psyche und die Persönlichkeitsstruktur spielen eine Rolle (z. B. Unfähigkeit, die Erkrankung oder eine Depression zu akzeptieren). [3]

Pathologische Tonuserhöhung

Ein nicht zu beeinflussender Faktor bei der Ausbildung einer **pathologischen Tonuserhöhung** (auch Plus-Symptomatik genannt), ist die Wirkung der Schwerkraft auf die Muskulatur. Während der normalen körperlichen Entwicklung haben sich die Muskelgruppen eines Menschen unterschiedlich ausgebildet. Die Muskelgruppen, die gegen die Schwerkraft arbeiten, sind stärker ausgeprägt. Es ist nachvollziehbar, dass nach einer Hirnschädigung diese besser trainierten Muskeln schneller zu aktivieren sind.

Ein Mensch mit Hirnschädigung liegt zunächst viel im Bett und dies meist in Rückenlage. Jede Bewegung oder Handlung erfolgt also gegen die Schwerkraft.
Weil ein in seiner Beweglichkeit eingeschränkter Mensch die besser geübte Rückenmuskulatur leichter innervieren kann, benutzt er sie z. B. schneller zum Anheben des Gesäßes. Dadurch entsteht eine unphysiologische Bewegung.
Die Funktion der Rückenmuskulatur ist eng mit der Beinmuskulatur verknüpft. Leitet der Erkrankte das Heben des Beckens über die Rückenmuskulatur ein, weil er sie leichter innervieren kann, kommt es häufig gleichzeitig zu einer Streckung des Beins. In jeder weiteren Situation, in der die Überaktivierung der Rückenstrecker im Vordergrund steht, z. B. bei einem Transfer vom Bett in den Rollstuhl, reagiert der Betroffene mit dieser assoziierten Reaktion. Er drückt sich hoch, steht schnell, doch das stärker betroffene Bein ist gestreckt und kann nicht sinnvoll genutzt werden, da der Tonus zu hoch ist, um die Balance zu erzielen.
Eine ähnliche Ersatzstrategie ist die Anstrengung eines Erkrankten, sich mit dem Arm der weniger betroffenen Seite zum Sitzen hochzuziehen. Dazu hebt er den gesunden Arm und versucht z. B., sich an einem Bettbügel festzuhalten. Das Heben des Arms führt zu einer Aktivierung der gesamten Rückenstrecker und damit ebenfalls zur unerwünschten Streckung des Beins.
Verwenden die Betroffenen solche Bewegungsmuster fortlaufend, kommt es zu einer Stärkung des Synapsensets und sie werden dieses Bewegungsprogramm auch in anderen Situationen benutzen, obwohl es vom physiologischen Bewegungsmuster weg führt. [3]

Spastische Muster

Definition

Spastizität: Überwiegend Bezeichnung für die pathologische Tonuserhöhung einer oder mehrerer Muskelgruppen. Im Zusammenhang mit Hirnschädigungen bezeichnet man mit *spastischen Mustern* meist wiederkehrende assoziierte Reaktionen.

Anhaltende Tonuserhöhung verändert die Lage, Form und Funktion der Muskeln und schränkt die Bewegungsfähigkeit ein. Die daraus entstehende strukturelle Veränderung wird als Kontraktur bezeichnet. Darunter ist nicht nur die Veränderung der Muskulatur, sondern auch des umliegenden Bindegewebes und der Haut zu verstehen, die einen unveränderlichen Charakter annehmen können.

Merke

Der Begriff **assoziierte Reaktion** bedeutet, dass diese erlernt und deshalb beeinflussbar ist. Der Begriff **spastisches Muster** bezeichnet hingegen das Endstadium einer Summe wiederkehrender assoziierter Reaktionen.

So wie in der Anfangsphase nach der Hirnschädigung die assoziierten Reaktionen auftreten, zeigt sich später ein ganz individuelles Bild des spastischen Musters. Häufig sind Beugesynergien im Arm sowie Streck- oder Beugesynergien im Bein zu beobachten. Allerdings gibt es viele unterschiedlich ausgeprägte Bilder der pathologischen Tonuserhöhungen, dass die Zusammenfassung unter den Begriff des spastischen Musters inzwischen problematisch erscheint. [3]

Prinzip der Normalen Bewegung

Genetisch sind jedem Menschen viele Bewegungsmuster mitgegeben, z. B. Atmung, Lidschlag, Schlucken. Diese Bewegungen werden **automatische Bewegungen** genannt. Ein gesunder Mensch bewegt sich, ohne dass er eigens darüber nachdenken müsste. Er setzt einen Fuß vor den anderen und spannt zu diesem Zweck instinktiv die richtigen Muskelgruppen an.
Automatisierte Bewegungen sind früh erlernt. Eignet sich ein Mensch jedoch Bewegungen erst im Laufe seines späteren Lebens an, z. B. Tanzschritte, Fahrradfahren, handelt es sich zunächst um **willkürliche Bewegungen.** Diese Fertigkeiten können durch Übung in den automatisierten Modus überführt werden. Deshalb sind lediglich wenige Bewegungsabläufe rein willkürlich – also mit dem Zwang verbunden, ihren gesamten Verlauf vorauszudenken.
Die Fähigkeit, Bewegungen neu zu erlernen, ist bis ins hohe Alter erhalten, auch wenn der Lernprozess dann meist länger dauert als bei einem Kind.
Bezogen auf einen intakten Bewegungsapparat erfüllt die Normale Bewegung folgende Bedingungen:

- Sie ist zielgerichtet.
- Sie ist ökonomisch, das bedeutet, sie wird mit dem geringsten möglichen Kraftaufwand durchgeführt.
- Sie ist der Situation angepasst.
- Sie ist koordiniert.
- Sie ist individuell, das bedeutet, jeder Mensch entwickelt ein eigenes Bewegungsmuster, das seinem Körper, seiner Lebenssituation und Persönlichkeit angepasst ist.

Merke

Bewegung entsteht in einem Zusammenspiel mit sensorischen Informationen aus der Umwelt. Über die Sinnesorgane Auge (visueller Reiz), Ohr (akustischer Reiz), Haut (taktiler Reiz), Nase (olfaktorischer Reiz), Zunge (gustatorischer Reiz), Innenohr (vestibulärer Reiz) sowie Muskel und Gelenk (propriozeptiver Reiz) nimmt der Mensch Informationen aus der Umwelt auf. Das ZNS speichert, erkennt, vergleicht, verknüpft diese Informationen und gibt den Impuls für die motorische Reaktion.

Eine Grundspannung der Muskulatur (▶ Kap. 1.2.1) ist nötig, damit sich der Körper gegen die Schwerkraft halten kann. Der Tonus muss sich ständig verändern und sich jeweils der anstehenden Tätigkeit und der zur Verfügung stehenden Unterstützungsfläche (sowie damit zusammenhängender Auseinandersetzung mit der Schwerkraft) anpassen.
Schon beim Gedanken an eine Bewegung passt der Mensch den Tonus an die folgende Bewegung an. Sobald eine Bewegung initiiert wird, erhält das ZNS die entsprechende Information und kann die Bewegung anpassen oder korrigieren. Die Anpassung der Muskelaktivität hängt immer vom inneren Körperbild (*Körperschema*) sowie der äußeren Interaktion zwischen Körper und Umgebung ab.

Merke

Der Spannungszustand der Muskulatur variiert in einer hohen Bandbreite: Ist die Spannung gering, kann mehr Mobilität stattfinden. Ist die Spannung hoch, bietet die Muskulatur Stabilität. Bei Menschen mit einer Hirnschädigung liegt der Tonus nicht in der normalen Bandbreite, sondern ist in einzelnen Muskelgruppen entweder zu gering (*zentrale Hypotonie*) oder zu hoch (*zentrale Hypertonie*) oder wechselt.

Im Umgang mit Menschen, bei denen durch eine zentrale Schädigung eine erhebliche Veränderung des Muskeltonus besteht, gilt es, die Faktoren, die Auswirkungen auf den Muskeltonus haben, positiv zu beeinflussen und damit Bewegung zu erleichtern. Zu ihnen zählen:

- **Stress,** z. B. durch Unbekanntes, Angst oder Hektik, lässt den Muskeltonus steigen.
- **Wohlbefinden, Entspannung** und **Wärme** lassen den Muskeltonus sinken.
- **Stimmen** der Bezugspersonen beeinflussen den Muskeltonus. Ruhige Worte können einen Erkrankten besänftigen. Eine Stimme, die bei den Bewegungsübergängen forscher und gehobener klingt, kann Menschen, die einen sehr niedrigen Tonus haben, zu mehr Anspannung motivieren.
- **Schmerzen** und die Angst davor verursachen häufig einen erhöhten Muskeltonus.
- Die **Schwerkraft** verändert den Muskeltonus. Sie wirkt je nach Körperposition (z. B. Liegen, Sitzen, Stehen) auf andere Muskelgruppen.
- **Unterstützungsfläche** (Unterlage, die dem Körper in der jeweiligen Position zur Unterstützung gegen die Schwerkraft dient) und Schwerkraft stehen in einem engen Zusammenhang und lassen sich in Bezug auf die Anpassung des Muskeltonus nicht isoliert betrachten. Günstig ist es, wenn der Körper des Erkrankten vollständigen Kontakt mit der unterstützenden Fläche hat. Dies bedeutet z. B. beim Liegen in Rückenlage, dass der gesamte Rücken aufliegt und nicht nur Schulterblätter, Gesäß, ein Teil der Beine und die Fersen. Es gibt auch körper-

eigene Unterstützungsflächen, z. B. eine Hand, auf die sich der Kopf stützt, oder die Oberschenkel als Unterstützungsfläche für die Arme im Sitzen. Je kleiner die Unterstützungsfläche ist, desto höher muss der Haltungstonus werden. [3]

Schlüsselpunkte und -regionen

Definition

Schlüsselpunkte/-regionen (engl. *key points of control*): Regionen, in denen sich eine hohe Dichte an Propriozeptoren befindet. An ihnen ist der Haltungstonus besonders gut zu beeinflussen.

Der **zentrale Schlüsselpunkt** liegt ungefähr in Höhe des 7. und 8. Brustwirbels. Von frontal gesehen befindet er sich ungefähr im Bereich des Brustbeins. Er hält den Schwerpunkt des Oberkörpers. Um ihn herum bewegen sich die Extremitäten sowie rotierend der Oberkörper im Verhältnis zum Unterkörper. Man nennt ihn „zentral", weil er in der Mitte der anderen Schlüsselpunkte liegt. Eine veränderte Lage des zentralen Schlüsselpunkts hat Einfluss auf die proximalen Schlüsselpunkte.

Die **proximalen Schlüsselpunkte** sind die Bereiche des rechten und linken Schultergürtels und des Beckens mit beiden Hüften. Schultergürtel und Becken unterscheiden sich im Ausmaß der Bewegungsfähigkeit. Linker und rechter Schultergürtel lassen sich fast unabhängig voneinander bewegen. Das Becken ist aber schon aus anatomischer Sicht ein zusammenhängender Körperteil, sodass dieser Schlüsselpunkt als einer zu betrachten ist.

Distale Schlüsselpunkte sind die Hände und die Füße. Über die Hände nimmt der Mensch Kontakt zur Umwelt auf, sie haben viele Rezeptoren. Die Füße sind besonders für Druck empfänglich und balancieren die Haltung und Bewegung.

Der Kopf, ein Schlüsselpunkt mit gesonderter Zuordnung, hat besonders viele Rezeptoren (Augen, Ohren, Nase, Mund). Er spielt bei Bewegungen eine große Rolle, da der Mensch ihn zumeist in die Richtung einer momentanen oder geplanten Aktion dreht.

Das Verhältnis der Schlüsselpunkte zueinander bestimmt nicht nur den Tonus für die jeweilige Haltung, sondern auch den Tonus für die daraus folgende Bewegung.

Jeder Schlüsselpunkt nimmt gleichermaßen Einfluss auf die anderen Schlüsselpunkte, zwischen ihnen besteht keine Hierarchie. Ihre Stellung zueinander entscheidet über die Richtung, in der der Haltungstonus wirkt:

- Steht der zentrale Schlüsselpunkt vor den proximalen Schlüsselpunkten, wird der Haltungstonus in Richtung Extension angepasst.
- Steht der zentrale Schlüsselpunkt hinter den proximalen Schlüsselpunkten, wird der Haltungstonus in Richtung Flexion angepasst.

Startet der Betroffene eine Bewegung aus dem jeweiligen Haltungstonus, ist ihr immer zuerst diese jeweilige muskuläre Aktivität vorgeschaltet. Pflegende unterstützen Erkrankte also damit, dass sie zunächst die Schlüsselpunkte (*Körperregionen*) so einstellen, dass der Haltungstonus in die Richtung der anschließend gewünschten Bewegung tendiert. [3]

Postural Set

Definition

Postural Set (engl. posture = *Haltung*): Stellung der Schlüsselpunkte/-regionen zueinander in Bezug zur Unterstützungsfläche und zur Schwerkraft.

In einer Haltung oder der folgenden Bewegung ordnen sich die Schlüsselpunkte zueinander symmetrisch oder asymmetrisch an. Symmetrisch heißt, dass z. B. die rechte und linke Schulter im gleichen Abstand zum Ohr zugeordnet ist oder die Schultern zum Becken im gleichen Abstand stehen:

Steht eine Schulter von vorn betrachtet näher beim Ohr als die andere oder von medial betrachtet vor der anderen Schulter, wird dies als asymmetrisch bezeichnet. Ungleichmäßige Abstände können auch in der Beurteilung der Schulterstellung zum Becken beobachtet werden.

Der Vergleich mit den Bedingungen der Normalen Bewegung macht es Pflegenden leichter, die Bewegungsübergänge genauer zu beurteilen: Wann ordnen sich bei Normaler Bewegung die Schlüsselpunkte symmetrisch oder asymmetrisch an?

Jeder Mensch hat die Fähigkeit, ständig seine Körperabschnitte zu verändern und das Postural Set so einzustellen, dass Bewegungen leicht und flüssig verlaufen.

Menschen mit Hirnläsionen bewegen sich mehr über eine Seite und haben ihre Schlüsselpunkte sehr oft asymmetrisch eingestellt. Diese Asymmetrie bleibt auch bei Bewegungsübergängen und im Sitzen und Liegen bestehen. [3]

Merke

Menschen nutzen unbewusst Schlüsselpunkte, wenn sie sich gemeinsam mit anderen Menschen bewegen. Beispiele: Das „Führen“ beim Tanzen erfolgt im Kontakt mit einer Hand und dem zentralen Schlüsselpunkt am Brustkorb. So spürt der „geführte“ Partner genau, in welche Richtung der nächste Schritt gehen soll und es entsteht eine harmonische Bewegung beider Tänzer. Erwachsene nutzen die Hand eines Kindes als Schlüsselpunkt, wenn sie es ohne weitere verbale Kommunikation an einen anderen Ort leiten wollen. [3]

2

2.2.2 Tipps zur praktischen Umsetzung

Wenn Menschen im Bett zu bewegen sind, wiederholen sich Grundbausteine der Bewegung. Einer von ihnen ist, den Körper abschnittsweise zu bewegen. Damit die Bewegung ökonomisch durchgeführt werden kann, werden fast immer die Beine aufgestellt, um Becken und Gesäß anzuheben und sie entweder zur Seite oder nach oben oder unten zu verschieben. In einer fließenden Bewegung folgt der Oberkörper. Damit dieser leicht bewegt werden kann, wird der Kopf von der Unterlage gelöst. Da Menschen nach einer Hirnschädigung über diese Möglichkeit der Bewegung nicht mehr verfügen, benötigen sie die Unterstützung an der stärker betroffenen Seite. Dazu wenden Pflegende Prinzipien der Normalen Bewegung an (▶ Kap. 2.2.1).
Ein Grundprinzip der Normalen Bewegung ist es, Körperabschnitte zueinander auszurichten. Bevor eine Bewegung durchgeführt werden kann, müssen Muskelanteile angespannt sein, damit andere Muskelanteile bewegt werden können. Da die Betroffenen keinen angepassten Muskeltonus haben, besteht die Hilfe der Pflegenden unter anderem darin, stabilisierende Unterstützung zu leisten, damit die Erkrankten überhaupt Bewegungen durchführen können.
Die Strategien der Unterstützung sind immer nach demselben Schema aufgebaut. Analog zu einer Normalen Bewegung erfolgt zunächst die Unterstützung für Stabilität. Danach findet die Hilfe für die Mobilität statt. Die Abläufe können mit den Betroffenen sowohl aktiv als auch passiv durchgeführt werden. [3]

Mobilisation im Bett

Menschen mit Aktivitätspotenzial

Grundelement „Unterkörper bewegen"

Zum Bewegen in Rückenlage müssen zuerst die Schlüsselpunkte des Körpers ausgerichtet sein, damit die Bewegung leicht fällt.
Da das ZNS in Rückenlage die Tonusrichtung „Streckung" verrechnet, sind die Schlüsselpunkte so anzuordnen, dass der zentrale Schlüsselpunkt etwas tiefer liegt als die des Schultergürtels. Hierfür werden zwei Kopfkissen (günstig sind gut gefüllte waschbare Federkissen) übereinander schräg angeordnet, sodass sie ein A bilden (A-Lagerung ▶ Tab. 4.3). Die beiden oberen Enden liegen unter dem Kopf des Betroffenen, die unteren Enden jeweils breit unter dem Schultergürtel. Der untere Teil der BWS liegt nicht auf dem Kissen, sondern auf der Matratze. Zusätzlich liegt ein kleines Kissen unter dem Kopf. Diese Lage bedeutet, dass der zentrale Schlüsselpunkt tiefer liegt und der Kopf sich dem Brustbein nähert. Somit fällt es dem Betroffenen leichter, den Kopf zu heben und gleichzeitig die Bauchmuskeln zu aktivieren. Bei fast allen Erkrankten ist diese Anordnung der Kissen nötig. Letztlich ist individuell über die Beobachtung der Bewegungsfähigkeit zu entscheiden, wie viel oder wie wenig unterlagert werden muss.

Um die Betroffenen zur Seite zu drehen und ein Hochrutschen oder Anheben des Gesäßes zum Hochziehen der Hose zu ermöglichen, stellen Pflegende zuerst die Beine auf. Pflegende sollten bei den Verrichtungen möglichst an der stärker betroffenen Seite stehen. Es kommt auf die Reaktion des Pflegebedürftigen an, ob erst das stärker betroffene Bein oder das weniger betroffene Bein aufgestellt wird. Die Führung des stärker betroffenen Beines wird über den Fuß eingeleitet, auch wenn die Erkrankten noch keine Muskelaktivität zeigen.
Pflegende fassen den Fuß des Erkrankten an und ziehen ihn vom Vorfuß Richtung Körper leicht hoch. Dabei ist darauf zu achten, dass die Fußaußenkante ebenfalls Richtung Knie hochgezogen wird. Die zweite Hand der Pflegenden liegt am äußeren Oberschenkel und führt das Bein mittig zur Hüfte. Das Bein wird so weit aufgestellt, dass der Fuß mit Unterstützung stehen bleiben kann. Dabei achten Pflegende auf die Beweglichkeit des Kniegelenks. Sollten Betroffene beim Beugen des Knies Schmerzen empfinden, wird das Bein etwas weiter zurückgestellt. Steht das stärker betroffene Bein, kann der Betroffene das zweite Bein dazu stellen.
Damit das Becken angehoben werden kann, müssen die Füße hüftbreit nebeneinander stehen, um eine Basis zum Heben des Beckens zu gewährleisten. Die Pflegenden stabilisieren das stärker betroffene Bein mit der Achsel. Sollte das Bein des stärker betroffenen Seite abrutschen, kann der Vorfuß mit einem gerolltem Handtuch gehalten werden. Für die Aktivität „Gesäß anheben" liegt eine Hand der Pflegenden am unteren Bauch des Erkrankten und gibt so den Impuls für „Becken Richtung Matratze kippen". Die zweite Hand des Pflegenden liegt an der Gesäßhälfte der weniger betroffenen Seite. Er zieht die Hand zu sich. Ist das Becken gekippt, wird auch die Hand, die vorher am Bauch lag, an die zweite Gesäßhälfte des Betroffenen gelegt. Beide Hände drücken die Gesäßhälften etwas zusammen, damit der Impuls zum Anspannen und „Becken heben" gegeben wird. Dabei bewegen sich die Pflegenden leicht nach hinten. Gleichzeitig mit der Impulsgabe über die Hände, wird der Betroffene aufgefordert, sein Gesäß anzuheben.
Ist das Gesäß ca. 1 cm weit von der Matratze gelöst, kann der Erkrankte entweder das Becken zu der Pflegekraft hin oder von ihr weg bewegen. Bei diesem Anheben des Beckens wird immer solange gewartet, bis der Betroffene die Aktivität durchführt. Ist diese aktive Variante nicht möglich, verwendet man die passive Variante.
Für das seitliche Verlagern des Oberkörpers werden beide Beine entweder angewinkelt zur Seite auf ein Kissen oder auf ein Knie der Pflegenden gelegt. Der Betroffene wird aufgefordert, den Kopf zu heben. Die Pflegekraft hilft mit beiden Händen am Schultergürtel, den Oberkörper von der Matratze zu lösen und kann den Impuls für das seitliche Verschieben entweder auf sich zu oder von sich weg geben. Die Bewegung des Beckens und des Oberkörpers erfolgt in Etappen, da es Bewegungsgrenzen gibt, die beachtet werden müssen. [3]

Grundelement „Drehen"

Drehen auf die stärker betroffene Seite

Beim Drehen auf die stärker betroffene Seite muss der Betroffene weit genug an die Bettkante bewegt werden, damit genügend Platz zum Drehen entsteht. Das Drehen wird aktiv mit dem Betroffenen gestaltet, damit der Rumpf einen adäquaten Tonus aufbaut und er gut auf der Seite liegen kann.

Durch das aktive Drehen und die richtigen Mitführung des stärker betroffenen Armes, wird die Muskulatur um das Schulterblatt aktiviert und die Schulter liegt meist bereits so in Position, dass keine Veränderung der Lage mehr stattfinden muss. Um die Drehung auf die Seite einzuleiten, ist es günstig, wenn das Becken beim Abschluss bei der seitlichen Bewegung leicht in eine Drehung geführt wird. Der Weg zum Drehen ist damit eingeleitet und die Betroffenen haben es leichter, den Oberkörper in diese Richtung zu aktivieren. Zum Drehen werden die angewinkelten Beine des Betroffenen auf dem im Bett knienden Bein der Pflegenden abgelegt.

Das unter der Schulter liegende Kissen wird am unteren Ende herausgeholt und verbleibt lediglich unter dem Kopf. Der stärker betroffene Arm wird am Körper in eine leichte Außenrotation gedreht. Diese Armführung muss sehr vorsichtig geschehen. Die Hand der Pflegenden liegt am äußeren Oberarm des Betroffenen. Dann wird er aufgefordert, den Kopf zu heben und die Drehung selbstständig durchzuführen. Beim Drehen wird der stärker betroffene Arm in Abduktion mitgeführt und gleichzeitig zieht die Pflegekraft ihr Bein unter dem Betroffenen heraus, bis dieser komplett auf der Seite liegt. Das Kopfkissen wird nachgezogen und unter den Kopf- und Halsbereich modelliert. Der stärker betroffene Arm wird wieder zum Halten an den Körper gegeben.

Drehen auf die weniger betroffene Seite

Beim Drehen auf die weniger betroffene Seite, wird der Betroffene mit Becken und Oberkörper aktiv zu der Pflegekraft an die Bettkante gebracht.

Damit die Drehung leicht eingeleitet werden kann, ist es günstig, wenn das Becken zum Schluss in Richtung der Pflegenden versetzt wird. Ist das Becken leicht gekippt, fallen die angewinkelten Beine schon zur Seite. Die Beine werden auf einem Kissen seitlich abgelegt.

Beim Drehen des Oberkörpers achten Pflegende besonders auf den stärker betroffenen Arm. Er sollte während des Drehvorgangs nicht abduziert werden und die Hand darf nicht in Beugung abgeknickt auf der Matratze zum Liegen kommen. Damit die Armführung gut gelingt, sollte der Drehvorgang in kleinen Etappen erfolgen. Der Betroffene kann sich aktiv auf seiner weniger betroffenen Seite mitdrehen. Die Pflegenden führen während der Drehung den stärker betroffenen Arm. Liegt der Oberkörper des Betroffenen fast auf der Seite, wird das Kissen unter den Beinen herausgezogen und er kommt komplett auf der Seite zum Liegen. [3]

Grundelement „Auf der Seite liegend an die Bettkante bewegen"

Um eine gute Ausrichtung in einer länger beizubehaltenden Position zu erreichen oder ein „Drehen in Rückenlage" durchführen zu können, muss der Betroffene sich an die Bettkante bewegen.

Die Ausgangsstellung ist „liegend auf der Seite", egal ob auf der stärker oder weniger stark betroffenen Seite. Auf der Seite liegend wird der Erkrankte noch näher an die rückwärtige Seite des Bettes bewegt. Beim Zurückholen oder Zu-sich-holen bewegen Pflegende den Körper abschnittsweise. Sie beginnen mit dem Körperteil, der am weitesten von ihnen entfernt liegt.

Für das Zurückholen des Oberkörpers stehen Pflegende an der rückwärtigen Seite des Betroffenen. Eine Hand der Pflegekraft legt sich an das Brustbein, die andere Hand gleitet unter die liegende Schulter. Beim Zurückbewegen hebt der Betroffene den Kopf, die Pflegekraft steht in Schrittstellung und bewegt den Oberkörper nach hinten. Für das Zurückbewegen des Unterkörpers bleiben beide Beine des Betroffenen angewinkelt. Beide Hände des Pflegenden gleiten unter das Becken und treffen sich am unten liegenden Beckenkamm. Die Pflegenden stehen in Schrittstellung und verlagern ihr Gewicht Richtung Fußboden. Bei dieser Rückwärtsbewegung gleitet der Betroffene zurück. Wenn sie auf ihrer stärker betroffenen Seite liegen, können sie kaum aktiv mithelfen. Betroffene sollten dazu aufgefordert werden, ihren stärker betroffenen Arm mitzuführen

Wird der Betroffene Richtung Pflegekraft bewegt, legt diese einen Arm in beide Kniekehlen und die andere Hand an die unten liegende Gesäßhälfte. Wie bei der Rückwärtsbewegung stellt sich die Pflegekraft in Schrittstellung und bewegt ihren Körper Richtung Boden. Beim Bewegen des Oberkörpers zu sich hin, legt sie eine Hand unter die unten liegende Schulter und die zweite Hand an die obere Schulter des Betroffenen. Der Betroffene wird aufgefordert, seinen Kopf zu heben. Die Pflegekraft bewegt sich in Schrittstellung nach hinten. [3]

Grundelement „Hochbewegen im Bett"

Beim Hochbewegen werden die lateralen Körperseiten abschnittsweise bewegt. Auf der weniger betroffenen Seite können sich die Betroffenen über ihren Fuß nach oben schieben. Die Beine werden aufgestellt. Die Pflegenden stabilisieren das stärker betroffene Bein, ähnlich wie beim Anheben des Beckens. Nun wird der Oberkörper über Rotation auf seine stärker betroffene Seite verlagert, dabei wird der Betroffene aufgefordert, den Kopf zu heben. Die Hand der Pflegekraft liegt am Becken Nähe Sitzbeinhöcker und die andere Hand am Schultergürtel der weniger betroffenen Seite. Die Pflegekraft muss ihr Gewicht nach hinten verlagern und den Betroffenen auffordern, sich mit seinem weniger betroffenen Fuß nach oben abzudrücken. Nach dieser Bewegung liegt die weniger betroffene Seite höher im Bett.

Die stärker betroffene Seite muss jetzt nur nachfolgen. Hierfür werden die angewinkelten Beine weg von der Pflegekraft auf ein Kissen abgelegt. Der Betroffene wird aufgefordert, den Kopf zu heben. Der Oberkörper wird über Rotation auf seine bessere Seite verlagert. Damit wird die stärker betroffene Seite frei und die Pflegekraft legt eine Hand auf den Schultergürtel und die andere an das Becken und bewegt diese Seite nur so weit, bis der Betroffene gerade liegt. Bei der jeweils frei liegenden Seite muss das in A-Lage angeordnete Kissen auf dieser Seite nach oben gelegt werden. [3]

Merke

Gerade beim Hochbewegen ist es wichtig, die Kissen wie eingangs beschrieben anzuordnen. [3]

Menschen mit wenig Rumpfstabilität

Bei geringem Muskeltonus klären Pflegende, ob die Betroffenen mit zwei Pflegenden bewegt werden sollten. Wenn die Hilfe durch zwei Pflegende stattfindet, sollen sie sich synchronisieren. Es ist außerordentlich ungünstig, wenn gleichzeitig vier Hände etwas Unterschiedliches tun. Von Vorteil ist es, wenn beide Pflegende den Bewegungsablauf als eingespieltes Team bewältigen. Wenn dies nicht der Fall ist, übernimmt eine Pflegekraft die Führung. Grundsätzlich sind die Aufgaben in die Stabilisierung bzw. die Bewegung der Körperabschnitte aufgeteilt. Passives Bewegen kann auch eine Pflegekraft allein durchführen. Sie benötigt in diesem Fall Kissen, Decken oder Handtücher zur Stabilisierung. [3]

Grundelement „Unterkörper bewegen"

Obwohl bei beidseitig betroffenen Menschen ein Aufstellen der Beine häufig nicht zu gewährleisten ist, nutzen Pflegende in der Arbeit mit ihnen die Prinzipien der Normalen Bewegung (▶ Kap. 2.2.1).

Beim Bewegen mit zwei Pflegenden bietet es sich an, dass beide Beine des Betroffenen aufgestellt und stabilisiert werden, wie beim Anheben des Beckens. Die Arme der Pflegenden kreuzen unterhalb des Beckens jeweils zur gegenüber liegenden Gesäßhälfte.

Durch die Gewichtsverlagerung nach hinten, löst sich das Becken von der Matratze und kann nach rechts oder links gebracht werden.

Ist es nicht möglich, die Beine aufzustellen, werden sie angewinkelt Richtung Bauch gebracht. Damit wird das Becken frei und kann nach rechts oder links verschoben werden.

Auf der Seite liegend kann der Betroffene – wie bei aktiveren Erkrankten beschrieben – nach hinten oder vorn bewegt werden. Bei der Verlagerung mit zwei Personen stabilisiert eine Pflegekraft die Lage und hilft etwas mit, wenn der Betroffene bewegt wird. Dies kann von vorn an den Knien oder am Becken stattfinden. [3]

Grundelement „Oberkörper bewegen"

Hier gilt das gleiche Prinzip wie bei Menschen mit Aktivitätspotenzial. Da aber die Betroffenen den Kopf nicht anheben können, müssen Kopf und Hals mit Kissen unterlagert sein. Die Bewegung wird eingeleitet, indem zuerst ein Schultergürtel leicht in Richtung des gegenüberliegenden Beckenkamms bewegt wird. In der folgenden leichten Rotationsbewegung wird der Oberkörper von der Matratze gelöst und versetzt. Dabei nimmt die zweite Person die Kissen und den Kopf des Betroffenen mit. [3]

Grundelement „Drehen"

Zum Drehen eines Menschen mit wenig Rumpfstabilität und ungenügender Kopfhaltung, wird das Becken schon Richtung Drehung gebracht. Die angewinkelten Beine übernimmt die vor dem Betroffenen stehende Pflegekraft. Der unten liegende Arm wird vorsichtig körpernah in eine Außenrotation gebracht. Die zweite Pflegekraft dreht den Oberkörper. Die vorn stehende Pflegekraft führt bei der Drehung den Arm in Abduktion mit und zieht ihr Bein vorsichtig unter den Beinen des Erkrankten heraus. Dabei wird das Kopfkissen gut unter Kopf- und Halsbereich nachgelegt. [3]

Sitzposition erreichen

Das Aufsetzen an die Bettkante ist ein wichtiger Bewegungsübergang zur Aktivierung der Bauchmuskulatur, die letztlich unter anderem für die Rumpfstabilität erforderlich ist. Je nach den Problemen des Erkrankten wird das Aufsetzen über seine mehr oder weniger betroffene Seite durchgeführt. Ziel sollte sein, dass Erkrankte, wenn sie beweglicher werden, über beide Seiten zum Sitzen kommen können. Dies würde dem normalen Bewegungsmuster entsprechen. Häufig ist es aber ein weiter Weg bis dahin. Der Weg, der für Betroffene und Pflegende am leichtesten ist, ist in der Anfangsphase die richtige Strategie. Wichtig dabei ist, dass im Pflegealltag alle Unterstützenden mit dem Erkrankten diesen Weg gehen. Das Erreichen der Sitzposition hat häufig einen therapeutischen Aspekt und Pflegekräfte sollten sich dafür Zeit nehmen. Auch bei Menschen, die keine Rumpfstabilität haben und mit zwei Pflegenden aufgesetzt werden, ist das Ziel die Aktivierung. Es kann von erheblicher Bedeutung sein, wenn die Betroffenen in der Lage sind, ihren Kopf selbst zu halten. Ob die Schuhe bereits im Bett angezogen werden, ist davon abhängig, ob die Erkrankten sicher an der Bettkante sitzen können oder nicht. Geschieht das Aufsetzen mit zwei Pflegekräften, können die Schuhe auch an der Bettkante sitzend angezogen werden. [3]

Menschen mit Aktivitätspotenzial

Aufsetzen über die stärker betroffene Seite

Für das Aufsetzen über die stärker betroffene Seite wird das Becken an den vorderen Rand der Bettkante gebracht. Der Oberkörper wird symmetrisch zum Becken und schräg im Bett platziert. Unter dem Oberkörper liegen die Kissen in Form eines A (A-Lagerung ▶ Kap. 4.2). Damit der

Kopf zuerst leicht angehoben werden kann, muss ein zusätzliches Kissen unter den Kopf gebracht werden. Das stärker betroffene Bein wird mit einer Hand am Fuß und der anderen Hand am äußeren Oberschenkel aus dem Bett in Richtung Fußboden bewegt. Günstig ist es, wenn der Fuß den Boden erreicht. Das Bein wird am Oberschenkel in der Spur zur Hüfte korrigiert. Das weniger betroffene Bein bleibt aufgestellt auf der Matratze stehen. Dies ist notwendig, damit das Becken nach hinten gekippt bleibt. Anschließend wird dem Erkrankten eine Bewegungseinleitung mit Hilfe am weniger betroffenen Schultergürtel gegeben. Er wird aufgefordert, seinen Kopf anzuheben und sich mit Spannung über die Bauchmuskulatur aufzusetzen. Es kann eine Hilfe sein, wenn der Arm der weniger betroffenen Seite an den Schultergürtel der Pflegenden gelegt wird. Wichtig ist dabei jedoch, dass der Betroffene nicht an der Schulter der Pflegenden zieht. Während des Hochkommens muss der Erkrankte das weniger betroffene Bein mit aus dem Bett nehmen. Bei dieser rotierenden Bewegung muss sich die Pflegekraft ebenfalls nach hinten unten bewegen. [3]

Aufsetzen über die weniger betroffene Seite

Wenn Menschen die Tendenz haben, sich von ihrer weniger betroffenen Seite zur stärker betroffenen Seite weg zu stoßen, kann es häufig leichter sein, das Hochkommen über die weniger betroffene Seite durchzuführen. Beim Hochkommen darf die Hilfe aber nicht am stärker betroffenen Arm erfolgen, da dieser Arm sehr verletzlich ist. Die Ausgangsstellung erfolgt wie oben beschrieben. Wenn das stärker betroffene Bein nicht stehen bleiben kann, muss es mit einem Kissen unterstützt werden. Die Bewegung wird wie oben beschrieben eingeleitet. Während des Hochkommens muss das stärker betroffene Bein aus dem Bett geführt werden. Auch hier ist beim Hochkommen wichtig, dass die Betroffenen ihre Bauchmuskeln aktivieren und sich nicht von den Pflegenden nach oben ziehen lassen.

Wenn Erkrankte zum Aufsetzen die Hilfe von zwei Pflegenden brauchen, befindet sich eine Pflegekraft in ihrem Rücken. Diese Pflegekraft hilft dabei, die Bauchmuskeln stärker anzuspannen, indem sie mit einer Hand den schrägen Bauchmuskeln Stabilität bietet und mit ihrem Körper die Rotation unterstützt. Die vor dem Betroffenen stehende Pflegekraft hilft ihm, sich auf seinen weniger betroffenen Ellenbogen zu stützen, leitet beim Hochkommen das stärker betroffene Bein aus dem Bett und führt anschließend den stärker betroffenen Arm. [3]

Menschen mit wenig Rumpfstabilität

Bei Menschen mit fehlender Kopfkontrolle und instabilem Rumpf ist es besonders wichtig, sie zu zweit auf die Bettkante zu setzen. Für die Unterstützung der Rumpfhaltung kann es hilfreich sein, dem Betroffenen einen Rumpfwickel oder einen elastischen Abdominalverband anzulegen.

Im Bewegungsübergang wird zuerst das Becken bis fast an die Bettkante gebracht. Der Oberkörper des Betroffenen wird dem Becken symmetrisch zugeordnet. Die Knie werden mit einem Kissen leicht in Beugung unterlagert. Die vordere Pflegekraft bringt den von ihr entfernt liegenden Schul-

tergürtel in Beugung und unterstützt den Kopf dabei. Die zweite Pflegekraft kniet sich hinter den Betroffenen ins Bett und übernimmt dessen Oberkörper auf ihre Knie. Damit diese Pflegekraft es leicht hat, den Oberkörper zu übernehmen, hilft die vordere Pflegekraft, den Rumpf in Rotation zu bringen.
Im nächsten Schritt wird das am Bettrand liegende Bein aus dem Bett gebracht. Auch hier ist es gut, wenn der Fuß Bodenkontakt aufnimmt. Das zweite Bein wird aufgestellt und durch ein Kissen unterstützt. Die hinter dem Erkrankten kniende Pflegekraft ist jetzt für das Aufrichten des Oberkörpers zuständig. Dabei bringt sie den Rumpf über eine leichte Rotation nach oben. Wo vorher noch ihr eigenes Becken auf ihren Füßen geruht hat, muss sie beim Hochkommen ihr Becken mit dem Betroffenen nach vorne schieben, bis sie mit ihren Knien auf der Matratze ruht. Die Unterschenkel und Füße bleiben waagerecht auf der Matratze. Für diese Bewegung der Pflegekraft müssen die Oberschenkel die Hauptarbeit leisten. Beim Hochbewegen des Erkrankten lässt die vorne stehende Pflegekraft das zweite Bein des Erkrankten aus dem Bett gleiten. Dann übernimmt sie den Betroffenen und richtet seinen Rumpf auf. Beide Füße stehen dabei auf dem Boden. Ein gefaltetes Handtuch wird unter die stärker betroffene Gesäßhälfte gebracht. Dies kann dem Betroffenen helfen, seinen Körper aufzurichten. Im nächsten Schritt kann entweder der Sitz symmetrisch ausgerichtet oder der Transfer durchgeführt werden. [3]

Transfer

Transfer ist das gängige Wort für das Umsetzen eines Erkrankten von einem Sitz zum anderen. Im Pflegealltag heißt das, beim Umsetzen Hilfe zu leisten, damit die Betroffenen vom Bett zum Rollstuhl, vom Rollstuhl zum Stuhl oder zur Toilette und umgekehrt gelangen können.
Es gibt grundsätzlich zwei Formen: den hohen und den tiefen Transfer. [3]

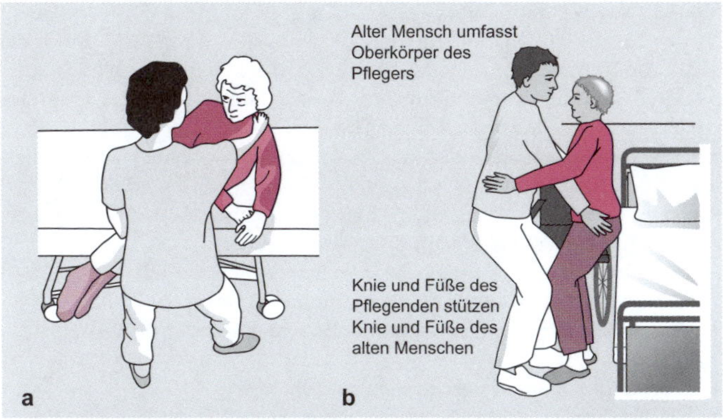

Abb. 2.7 Unterstützung eines Menschen beim hohen Transfer. Zunächst erreicht der Betroffene die Sitzposition an der Bettkante aus dem Liegen. [L138]

Hoher Transfer

Kann ein Betroffener gut stehen, sein Gewicht von einem Bein auf das andere verlagern und Schritte machen, wird ein „hoher Transfer" durchgeführt (▶ Abb. 2.7). Das heißt, er kommt zum Stehen und macht dann selbstständig Schritte für eine Drehung zur nächsten Sitzgelegenheit. Sind Erkrankte nicht in der Lage, Schritte zu machen, kann lediglich im Stehen ein Rollstuhl oder Stuhl ausgetauscht werden. [3]

Tiefer Transfer

Sind die Betroffenen nicht in der Lage, Schritte zu gehen, wird ein „tiefer Transfer" durchgeführt. Hierbei verlagern sie ihren Oberkörper, bis das Gesäß frei wird und versetzen es in kleinen Etappen von einer Sitzfläche zur anderen.
Damit der Transfer für Erkrankte und Pflegende leicht ist, wird auch bei diesem Bewegungsübergang die Normale Bewegung (▶ Kap. 2.2.1) berücksichtigt. [3]

Normaler Bewegungsablauf

Für ein ökonomisches Aufstehen werden die Füße so in Position gebracht, dass die Zehen – von oben betrachtet – lotrecht zu den Knien stehen. Die Beine stehen in der Spur der Hüfte. Das Becken richtet sich vor dem Aufstehen auf, d. h. es kippt nach vorn. Mit dem Vorkippen des Beckens richtet sich der gesamte Rumpf auf und wird nach vorn gebracht. Von oben betrachtet heißt das, dass beide Schultern sich in etwa in Kniehöhe befinden. Bei der Aufwärtsbewegung werden die Knie und der Oberkörper nach vorne bewegt. Ist der Oberkörper weit genug nach vorn gebracht, hebt sich das Gesäß und das Gewicht des Körpers verlagert sich auf die Füße. Kommt der Mensch zum Stehen, wird der Körper über die Beine in die Senkrechte geschoben. Die Arme bleiben neben dem Körper und werden nur zum Schwungholen zu Hilfe genommen. Je tiefer die Sitzposition in einem Stuhl oder Sessel war, desto mehr muss der Oberkörper für das Hochkommen nach vorn verlagert werden. Je höher die Sitzfläche ist, von der das Aufstehen durchgeführt wird, desto leichter ist das Hochkommen. Dieser normale Bewegungsablauf ist immer Grundlage für eine Vorbereitung auf einen Transfer.
Über welche Seite und ob der Transfer mit einer oder zwei Hilfspersonen stattfindet, hängt von den individuellen Problemen des Betroffenen ab. Vor dem ersten Transfer sollten daher die Voraussetzungen, d. h. Fähigkeiten und Probleme überprüft und erkannt werden.
Voraussetzungen für einen Transfer im Stand mit Schritten:

- Beckenbeweglichkeit für die Aufrichtung des Rumpfes
- Ausreichender Tonus im stärker betroffenen Bein für die Gewichtsübernahme
- Vorhandener Spielraum für die Kniekontrolle
- Stabiles Sprunggelenk des stärker betroffenen Fußes
- Gleichgewichtskontrolle

Sind die meisten der genannten Voraussetzungen nicht gegeben, ist es besser, einen tiefen Transfer durchzuführen. Bei einem tiefen Transfer verlagert sich das Gewicht auf das Bein, das am nächsten zur Sitzgelegenheit steht. Bei der Entscheidung, ob ein tiefer Transfer über die mehr oder weniger betroffenen Seite durchgeführt wird, gelten ebenfalls bestimmte Voraussetzungen.

Voraussetzungen für einen tiefen Transfer über die stärker betroffene Seite:

- Fuß der stärker betroffenen Seite muss Bodenkontakt halten können
- Stabiles Sprunggelenk bei Gewichtsübernahme
- Genügend Tonus im stärker betroffenen Bein, damit das Gewicht des Körpers getragen werden kann
- Körpermitte halten können
- Orientierung zur stärker betroffenen Seite

Sind die Voraussetzungen nicht erfüllt, wird der Transfer über die weniger betroffene Seite durchgeführt. Gerade schwer betroffenen Menschen fällt es leichter, wenn der Transfer über ihre weniger betroffene Seite gestaltet wird.

Wird der Transfer mit zwei Hilfspersonen durchgeführt, sind die gleichen Kriterien zu beachten. Fehlt einem Menschen die Fähigkeit, mit mindestens einem Fuß Bodenkontakt zu halten, wird ein passiver Transfer mit einer kinästhetischen Variante über den Schoß einer Hilfsperson oder mit einem Lifter durchgeführt. Dies ist meist der Fall, wenn beide Füße und Fußgelenke verdreht kontrahiert sind. Eine Rehabilitation mit regelmäßigen Transfers über die Füße zielt darauf, eine Fehlstellung der Füße zu vermeiden.

In den folgenden Abschnitten sind einige Möglichkeiten von Transfers aufgeführt.

Der Weg, bis die Betroffenen weniger Unterstützung brauchen, dauert meist lang. Probleme der Betroffenen im Alltag sind, dass ihr Becken kaum mehr Bewegungsspielraum hat und von festen muskulären Strukturen nur noch schwer in eine Richtung gehalten werden kann. Für einen leichten Transfer muss aber das Becken beweglich sein. Mit einem Becken, das zu weit nach hinten gekippt bleibt, können die Betroffenen ihren Rumpf nicht aufrichten. Bei ungenügender Rumpfaufrichtung kann das Gesäß nicht von der Sitzfläche gehoben werden.

Steht das Becken zu weit vorn, ist der Rumpf häufig zu gestreckt und die Erkrankten ziehen sich nach oben und kommen zum Stehen.

Stehen bereitet ihnen aber auch Mühe und es gelingt ihnen nicht, das Körpergewicht auf ein Bein zu verlagern, um Schritte zu machen. Ohne eine Hilfsperson oder einen anderen Halt wären sie nicht in der Lage, zu stehen. Soll der Betroffene sich dann hinsetzen, gelingt ihm auch das nur mit einem Fallen. Zum Hinsetzen muss das Becken genügend Spielraum nach hinten haben.

Bei der Hilfe beachten Pflegende, dass vor dem Transfer die Beckenbeweglichkeit gefördert wird, damit im letzten Schritt das Becken nach vorn gehalten werden kann. Danach erst wird der Oberkörper nach vorn verlagert. [3]

2

Menschen mit Aktivitätspotenzial

Besitzen Betroffene aktive Möglichkeiten, ihr Gewicht zu übernehmen, kann der Transfer mit einer Hilfsperson durchgeführt werden. Die oben genannten Voraussetzungen für einen Transfer über die mehr oder weniger betroffene Seite werden überprüft. Ob ein stärker betroffenes Bein genügend Tonus hat, kann sowohl im Liegen als auch im Sitzen beurteilt werden.

Im Liegen ist entscheidend, ob das Bein selbstständig oder mit nur geringer Hilfe aufgestellt werden kann. Sitzt ein Mensch im Rollstuhl, kann er aufgefordert werden, das Bein angewinkelt anzuheben oder auszustrecken. Im nächsten Schritt wird die Beweglichkeit des Fußgelenks überprüft. Bei stabil gehaltenem Fußgelenk wird der Vorfuß des stärker betroffenen Beins zum Körper hin bewegt. Im Vergleich wird auch der weniger betroffene Fuß bewegt. Ist eine deutliche Differenz festzustellen, wird geschaut, ob die Beweglichkeit für einen Transfer über die stärker betroffene Seite ausreicht. Die Fußspitze muss unter dem Knie liegen und die Ferse muss spätestens sobald das Gewicht auf die Füße kommt, zum Boden gelangen.

Der nächste Schritt ist die Überprüfung, ob der Betroffene beim Verlagern des Oberkörpers nach vorn gerade stehen kann. Spürt die Pflegekraft ein Drücken zur stärker betroffenen Seite, ist zu beachten, dass der Betroffene über seine weniger betroffene Seite umgesetzt wird. Wenn Erkrankte mit diesem Drücken weiterhin über ihre stärker betroffene Seite umgesetzt werden, haben sie es sehr schwer, das Körpergewicht mittig zu halten und lernen als neues Bewegungsmuster das „Schieben zur stärker betroffenen Seite“. Damit ist keine gute Voraussetzung geschaffen, um zu stehen oder sogar Schritte zu machen.

Können die Betroffenen ihre Körpermitte halten und sind außerdem alle anderen Voraussetzungen gegeben, kann der Transfer über die stärker betroffene Seite stattfinden. Die Hilfe der Pflegenden ist sowohl über die mehr als auch über die weniger betroffene Seite die gleiche. Es ändert sich lediglich die Armhaltung des Betroffenen. [3]

Transfer über die weniger betroffene Seite

Der Transfer wird in zwei bis drei Etappen durchgeführt. Das hat den Vorteil, dass den Erkrankten Zeit für eigene Aktivität bleibt. Die Pflegenden brauchen weniger Kraft einzusetzen und können darauf achten, dass der Fuß des stärker betroffenen Beines versetzt wird. Bei jedem Transfer muss der Betroffene weit genug an den Rand vom Bett oder Rollstuhl gebracht werden; damit wird eine geringere Oberkörpervorlage für die Gewichtsübernahme erreicht. Die Füße werden so gestellt, dass die Fußspitzen von oben betrachtet in Höhe der Knie stehen. Das Becken wird aufgerichtet. Dabei fassen die Hände der Pflegenden rechts und links an den Rumpf, ungefähr in Höhe der unteren Rippenbögen.

Für den Transfer steht die Pflegekraft mit ihren Knien am stärker betroffenen Bein. Der stärker betroffene Arm verbleibt seitlich am Körper oder auf dem Schoß. Der eine Arm der Pflegenden legt sich um den stärker betroffenen Arm an den Rumpf, der andere Arm wird unterhalb des Armes an den Rumpf gelegt. Der Betroffene legt seinen weniger betroffenen Arm an den Rücken des Pflegenden. Damit das Gesäß hochkommen kann, verlagert die Pflegekraft ihr Gewicht Richtung Fußboden. Jetzt versetzt der Betroffene sein Gesäß um ca. 5 cm zum Bett. In zwei Etappen sitzt der Erkrankte auf dem Bett. [3]

Transfer über die weniger betroffene Seite bei Menschen, die zur stärker betroffenen Seite drücken

Bei Menschen, die zu der stärker betroffenen Seite schieben und vielleicht zusätzlich einen Neglect haben, ist es besonders wichtig, dass sie über ihre weniger betroffene Seite umgesetzt werden. Bei diesem Transfer sollen sie lernen, Gewicht auf ihr weniger betroffenes Bein zu übernehmen. Der Pflegende stellt sich z. B. an der weniger betroffenen Seite zum Knie. Der stärker betroffene Arm verbleibt seitlich am Körper. Damit der Betroffene mehr Gewicht auf das weniger betroffene Bein übernimmt, wird der Arm zum Rollstuhl geführt. Diese Bewegung leitet eine Oberkörpervorlage ein und der Erkrankte drückt nicht mehr zur rechten Seite. Der Pflegende verlagert sein Gewicht Richtung Boden, damit der Pflegebedürftige mit dem Oberkörper weiter nach vorn kommen kann. Der Transfer wird in drei Etappen durchgeführt. Nach jeder Etappe wird der stärker betroffene Fuß nachgestellt. Sitzt der Betroffene fast im Rollstuhl, steht ein Stuhl in der Nähe, damit er zur Orientierung zu dieser Seite die Hand an die Stuhllehne bringen kann. [3]

Transfer über die weniger betroffene Seite mit seitlicher Unterstützung

Bei diesem Transfer geht es um die Selbstständigkeit des Betroffenen.
Ziel ist, dass der Erkrankte lernt, sich ohne Hilfe vom Bett zum Rollstuhl umzusetzen. Die Hilfe der Pflegenden erfolgt seitlich an der stärker betroffenen Seite. Der Betroffene muss zuerst an die Bettkante rutschen. Die Füße muss er selbstständig ausrichten. Die Pflegekraft hilft mit einer Hand am Rumpf, sodass er seinen Oberkörper weit genug nach vorn verlagert und das Körpergewicht auf die Beine bringt. Die andere Hand der Pflegekraft liegt am Knie und gibt bei Verlagerung des Oberkörpers einen Schub in den Raum. Der Betroffene versetzt sein Gesäß in zwei bis drei Etappen, ohne dass er sich mit seinem weniger betroffenen Arm zieht (auch wenn die linke Hand als Orientierung zum Rollstuhl dient).
Die Pflegekraft steht an der stärker betroffenen Seite und hilft dem Betroffenen am Rumpf, aufzustehen. Die Knie der Pflegekraft sind zusammengebracht am Knie des stärker betroffenen Beins. Beim Stehen des Betroffenen greift die Pflegekraft mit ihrer linken Hand an den äußeren Oberschenkel und das Gesäß des Erkrankten. Der Gesäßmuskel wird zur Körpermitte gehalten. Wenn das Bein zu stark in Streckung kommt, kann die Kleinfingerkante der Hand den Impuls nach vorn geben, sodass das

Knie wieder etwas nach vorn gebracht wird. Bei der Gewichtsübernahme auf das stärker betroffene Bein können die Erkramkten mit ihrem weniger betroffenen Bein einen Schritt machen. Danach verlagern sie ihr Gewicht auf das weniger betroffene Bein und bringen ihr stärker betroffenes Bein nach. [3]

Menschen mit wenig Rumpfstabilität

Bei allen Menschen, die ihr Gesäß nicht für das etappenweise Versetzen anheben können, ist es nötig, dass der Transfer mit zwei Pflegenden durchgeführt wird. Die bisher dargelegten Grundprinzipien gelten auch für diesen Transfer. Bei diesen schwer betroffenen Menschen ist es leichter, den Transfer über die weniger betroffene Seite durchzuführen. Bei tetraplegischen Menschen wird die bessere Seite ausgewählt. Grundbedingung ist aber, dass der Fuß, über den umgesetzt wird, den Bodenkontakt halten kann.

Wenn die Arme des Erkrankten sich nicht halten können, kann ein Kissen zur Gewichtsabnahme helfen. Die Lücke zwischen Bett und Rollstuhl ist mit einem flachen Kissen gefüllt.

Die vorne stehende Pflegekraft steht mit ihren geschlossenen Knien vor dem Knie des Betroffenen. Die Pflegekraft hat den Blick zum Rollstuhl gerichtet.

Die hinter dem Betroffenen kniende Pflegekraft stellt ihr rechtes Bein auf, das andere Bein befindet sich hinter dem Betroffenen. Die vordere Pflegekraft verlagert ihr Gewicht Richtung Boden und nimmt dabei den Oberkörper des Erkrankten mit.

Sobald das Gesäß des Betroffenen frei wird, hilft die hinten stehende Pflegekraft, sein Becken nach vorn oben zu bewegen. Der Transfer wird in drei kleinen Etappen durchgeführt. Die hinter dem Erkrankten stehende Pflegekraft muss ihren Standort nach der zweiten Etappe wechseln. Die Hilfe erfolgt jetzt hinter dem Rollstuhl stehend.

Damit der Erkrankte symmetrisch und weit genug im Rollstuhl sitzen kann, ist es ihm eine Hilfe, wenn ein Stuhl zur Orientierung nach vorn und zur Gewichtsverlagerung auf seiner rechten Seite steht. Die Pflegekraft vorn hilft, das Körpergewicht auf die rechte Seite zu verlagern. Die linke Seite wird frei, um nach hinten bewegt zu werden. Hierfür greift die Pflegende um den Rücken des Erkrankten, hilft das Gewicht dort zu belassen und kann mit ihrer rechten Hand am seitlichen unteren Oberschenkel die linke Seite nach hinten schieben. Die hintere Pflegende hilft dabei und holt die Gesäßhälfte zu sich.

Merke

Beim Transfer aus dem Bett hinaus oder ins Bett hinein empfiehlt es sich, den Spalt zwischen Rollstuhl und Bett mit einem dünnen Kissen zu füllen. Dieses Kissen dient als Brücke für den Betroffenen, sodass er die Unterstützungsfläche nicht für lange Zeit verliert und damit das Becken in kleinen Etappen versetzen kann.

ACHTUNG

Bei allen Transfers sind die individuellen Probleme der Erkrankten zu beachten.

Wenn ein Transfer sehr schwer durchführbar ist, sollte sofort gestoppt und die Ursache überprüft werden. Manchmal hemmt nur ein Fuß, der vom Betroffenen aus der Achse gestellt wurde oder er bewegt sich nicht weit genug nach vorn. Das Problem kann auch daran liegen, dass die Pflegekraft dem Oberkörper des Erkrankten zu wenig Spielraum lässt, und er deshalb sein Gewicht nicht verlagern kann.
Hat die Pflegekraft das Gefühl, ein Betroffener könne sein Gesäß nicht anheben, sollte sie sich immer eine zweite Hilfsperson zu Hilfe nehmen. Das können manchmal auch Angehörige sein, die angeleitet wurden. Ein Transfer darf nie mit Heben und Tragen verbunden sein. Dies würde nämlich bedeuten, dass die Erkrankten keine Chance haben, den Bewegungsablauf zu übernehmen und längerfristig selbstständig durchzuführen. Der Weg, der am leichtesten ist, wird ausgewählt und für die nächste Zeit beibehalten. Verbessert sich der Erkrankte, wird unter Umständen der nächste, etwas stärker aktivierende Schritt gewählt. Sinnvoll ist es, wenn Menschen lernen, dass sie sich sowohl über die weniger betroffene Seite als auch über die stärker betroffene Seite umsetzen können. Alle Berufsgruppen sollten daran beteiligt sein, damit es für den Betroffenen leichter ist, seine Möglichkeit zum Mithelfen auszubauen. Längerfristig spielt es immer eine Rolle, in welches Umfeld die Erkrankten entlassen werden. Das Ziel muss sein, herauszufinden, wie sie sich über den leichtesten Weg umsetzen oder umgesetzt werden können. [3]

Ins Bett legen

Genau wie das Hochkommen an die Bettkante ist das Hineinlegen ins Bett ein aktivierender Bewegungsübergang. Bei einem normalen Bewegungsablauf verhindern die Bauchmuskeln ein Fallen mit der Schwerkraft. Der Bewegungsablauf vollzieht sich harmonisch und in physiologischer Reihenfolge.
Um sich ins Bett zu legen, setzt man sich zuerst auf das Bett. Der Rumpf legt sich ab, danach folgt der Kopf, die Beine werden nacheinander ins Bett geholt. Manche Menschen legen sich auch auf der Seite liegend ab, aber meist haben sie das erlernt, weil ein Rückenproblem besteht und die Rotation vermieden werden soll. Andere knien sich zuerst auf das Bett und krabbeln dann hinein. Für einen Menschen ist es am leichtesten, wenn er sein bekanntes Bewegungsmuster ausführen kann. Für ein Hineinkrabbeln ins Bett fehlen ihm aber oft die Voraussetzungen, sodass ein Weg gewählt werden muss, der für alle Beteiligten der ökonomischste ist. Um die Bauchmuskeln der Betroffenen zu aktivieren, werden sie schräg auf die Bettkante gesetzt. Wenn sich die stärker betroffene Seite an der Bettkante befindet, können sie ihr weniger betroffenes Bein selbstständig ins Bett mitnehmen. Damit der Weg nicht zu weit ist und eine Überstre-

ckung des Kopfes und Rumpfes vermieden wird, werden die Kissen zu einem „A“ angeordnet (A-Lagerung ▶ Kap. 4.2). Günstig ist es, wenn über diese zwei Kissen noch ein Kissen für den Kopf gelegt wird. Die Kissen sollten so schräg platziert sein, wie die Landung des Betroffenen zu erwarten ist. Ziel ist, dass der zentrale Schlüsselpunkt auf der Matratze und der rechte und linke Schultergürtel sowie der Kopf auf den Kissen zum Liegen kommen.
Haben die Erkrankten wenige Fähigkeiten den Bewegungsübergang zu übernehmen, ist eine Unterstützung durch zwei Hilfspersonen erforderlich. [3]

Menschen mit Aktivitätspotenzial

Die Unterstützung durch die Pflegenden kann von vorn stehend oder am Rücken sitzend stattfinden. Beim Ablegen ist darauf zu achten, dass sich die Betroffenen nicht fallen lassen, sondern sich während des Bewegungsübergangs selbstständig halten, dabei ihr Bein mit ins Bett nehmen und den Kopf zuletzt ablegen. [3]

Ablegen über die stärker betroffene Seite mit seitlicher Unterstützung

Die Pflegekraft nimmt am äußeren Oberschenkel das Bein des Betroffenen und schiebt es zurück. Dasselbe erfolgt mit dem anderen Bein. Das rechte Bein sollte aber mehr nach hinten bewegt werden, damit das Becken asymmetrisch auf der Bettkante liegt. Jetzt wechselt die Pflegekraft ihre Stellung und setzt sich neben den Betroffenen. Die Hände des Pflegenden liegen rechts und links am unteren Rumpf des Betroffenen. Er nimmt sein weniger betroffenes Bein ins Bett. Die Hände der Pflegenden leiten die Bewegung „Beckenneigung nach hinten“ und „Beugung im Rumpf“ ein. Beim Ablegen bewegt sich die Pflegekraft mit und verlässt seitlich das Bett, bis der Betroffene zum Liegen gekommen ist. Anschließend leitet die Pflegekraft aktiv die Beinbewegung des stärker betroffenen Beines über den Fuß ein. Die rechte Hand der Pflegekraft bringt das Bein vom äußeren Oberschenkel in Adduktion, die linke Hand des Pflegenden bringt den Vorfuß zum Betroffenen hin und bewegt dabei die Fußaußenkante Richtung Körpermitte. Sobald sich der M. quadriceps femoris anspannt, wird das Bein in der Bewegung nach oben begleitet. Damit der Betroffene wieder symmetrisch im Bett liegt – zum Liegen kommt – werden die Grundelemente „Unterkörper und Oberkörper im Bett bewegen“ angewandt (siehe oben). [3]

Ablegen ins Bett über die stärker betroffene Seite mit Unterstützung von vorn

Die Betroffenen werden schräg auf die Bettkante gesetzt. Die Unterstützung erfolgt wie oben beschrieben. Jetzt stellt sich die Pflegekraft seitlich neben das stärker betroffene Bein und hält mit ihrem Bein das paretische Bein des Erkrankten in der Spur der Hüfte. Die Hände der Pflegenden liegen seitlich am Thorax und führen darüber den zentralen Schlüsselpunkt nach hinten. Während des Ablegens ist darauf zu achten, dass der Erkrankte seinen Kopf zuletzt ablegt. Das weniger betroffene Bein nimmt er während des Hinlegens mit ins Bett. Das paretische Bein wird wie oben beschrieben ins Bett hinterhergebracht. [3]

Menschen mit wenig Rumpfstabilität

Haben die Menschen noch ungenügenden Halt über ihre Rumpfmuskulatur oder entwickeln sie bei dem Bewegungsübergang zu viel Streckung, ist es sinnvoll, sie zu zweit ins Bett abzulegen. Der Bewegungsübergang gestaltet sich dann wesentlich leichter, sowohl für den Betroffenen als auch für die Pflegenden. Haben Erkrankte keine Kopfkontrolle, ist es dringend notwendig, sie zu zweit ins Bett zu legen.
Der Weg ins Bett findet wieder über die rechte Seite des Erkrankten statt. Auch hier muss er schräg auf die Bettkante gesetzt werden. Er stützt sich mit seinem weniger betroffenen Arm angewinkelt auf die Matratze. Die hinter ihm kniende Pflegekraft hilft dabei und hält den Oberkörper in leichter Beugung. Die vor dem Betroffenen stehende Pflegekraft bringt das stärker betroffene Bein über eine aktivierende Bewegung nach oben und stellt es auf die Matratze. Die hinter dem Betroffenen kniende Pflegekraft legt ihn auf seine rechte Körperseite ab. Die rechte Hand der Pflegekraft wechselt an die rechte Seite des Rumpfes und hält die seitlichen Bauchmuskeln etwas zusammen. Bei dieser ablegenden Bewegung hilft die vorne stehende Pflegekraft dem Erkrankten, sein rechtes Bein ins Bett zu stellen. Nachdem er zum Liegen gekommen ist, werden die Kissen noch in „ A“ Form unter dem Rücken korrigiert (A-Lagerung ▶ Kap. 4.2). Hierbei bewegt eine Pflegende den rechten Schultergürtel in Rotation zur linken Hüfte. Der Erkrankte wird aufgefordert, seinen Kopf dabei anzuheben. [3]

Aktivierende Positionen

Aktivierende Positionen werden Ausgangstellungen genannt, wenn daraus eine Aktivität entstehen kann. Sinnvoll ist es, diese aktivierenden Positionen möglichst außerhalb des Bettes zu gestalten. Bei manchen Menschen, die noch Probleme mit der Rumpfstabilität haben, kann aber auch eine aktivierende Position in stabiler Sitzhaltung im Bett erfolgen. Wenn sie mit ihren Armen oder mit einem Arm etwas durchführen, muss der Rumpf aufgerichtet sein. In dieser Aufrichtung kann der Arm leichter bewegt werden. Anhand von Beispielen zeigt der folgende Abschnitt verschiedene Sitzpositionen bei unterschiedlichen Fähigkeiten. [3]

Menschen mit Aktivitätspotenzial

Wenn sich Menschen außerhalb des Betts befinden und Aktivitäten durchführen, z. B. Körperpflege vor dem Waschbecken oder beim Essen am Tisch sitzen, werden sie in eine aktivierende Sitzposition gebracht. Um die Arme frei für eine Aktivität nutzen zu können, muss sich der Rumpf in einer aufgerichteten Position befinden.

Merke

Damit die Arme frei bewegt werden können, muss der Rumpf aufgerichtet sein.

Für diese Aufrichtung steht das Becken in Aufrichtung. Es ist wesentlich leichter, diese aufgerichtete Position einzunehmen, wenn die Sitzfläche gerade und stabil ist. Ein normaler Stuhl entspricht diesen Voraussetzungen. Für diese Sitzposition ist eine Rumpfstabilität notwendig, damit die Aufrichtung gehalten werden kann.
Wie schon beim Transfer (siehe oben) erläutert, ist die Beckenbeweglichkeit der Erkrankten häufig eingeschränkt. Diese aktivierende Position kann die Beckenbeweglichkeit fördern. Ein Sitzen im Rollstuhl über einen längeren Zeitraum bedeutet immer, dass das Becken nach hinten gekippt ist, da meistens die Rollstuhlkissen so geformt sind, dass die Erkrankten sich leichter an die Rückenlehne anpassen können. Bei Menschen, die ausreichende Rumpfstabilität haben, ist zu beachten, dass sie z. B. für die Körperpflege oder beim Essen in einen normalen Stuhl gesetzt werden. Jeder Transfer bedeutet Bewegung, die letztlich insgesamt die Mobilität der Betroffenen fördert.

Merke

Sitzpositionen in einem normalen Stuhl fördern die Beweglichkeit.

Ob ein Stuhl mit oder ohne Seitenlehne genutzt werden kann, ist abhängig von den individuellen Fähigkeiten jedes einzelnen Betroffenen. Sicherheit geht immer vor. Wenn die Aktivität beendet ist, können die Erkrankten in den Rollstuhl zurückkehren, da sie sich im Rollstuhl auch fortbewegen können.
Der Transfer in den Stuhl und wieder zurück, kann über den Stand und durch das Austauschen der Stühle erfolgen. Jede andere Art von Transfer ist aber auch möglich.
Wenn Erkrankte Aktivitäten im Sitzen durchführen, muss es leicht für sie sein, den Oberkörper vor und zurück zu bewegen. Zu beachten ist eine gute symmetrische Sitzbasis mit einem aufgerichteten Becken. Es hängt individuell von den Fähigkeiten ab, wo und wie die Unterstützung für einen symmetrischen Sitz gegeben wird. Handtücher eignen sich sehr gut, um sie entweder unter einer Gesäßhälfte oder zur Unterstützung bei der Beckenaufrichtung einzusetzen. [3]

Sitzpositionen für Menschen mit wenig Rumpfstabilität

Haben Erkrankte nur wenige Möglichkeiten, längere Zeit außerhalb des Bettes zu verbringen, können sie auch im Bett in eine Sitzposition gebracht werden, in der es ihnen z. B. leichter fällt, beim Essen die Hand zum Mund zu führen. Die Kopfhaltung kann über eine gute Sitzposition stark verbessert werden. Für Menschen, die kreislaufinstabil sind, kann es

eine den Kreislauf stabilisierende Position sein. Für einen aufrechten Sitz müssen sie auf ihr Becken gesetzt werden. Es ist vorher notwendig, dass sie mit dem Kopf bis an das Bettende gebracht werden, damit sich die Abknickung des hochgestellten Kopfteils direkt hinter dem Rücken befindet. Es ist günstig, wenn die Erkrankten zuerst hingesetzt werden und danach das Kopfteil nach oben gebracht wird. Das hat den Vorteil, dass die Betroffenen mit dem Hochbewegen nicht wieder hinunter rutschen.
Die Beine werden etwas auseinander gebracht und mit einem Kissen im Bereich der Knie unterstützt. Die ischiocrurale Muskulatur (*rückwärtige Muskulatur vom Sitzbeinhöcker bis zum Unterschenkel*) ist bei manchen Betroffenen nicht mehr dehnfähig. Ein Kissen unter den Knien erleichtert ihnen das Aufsetzen. Es kann aber auch ein gerolltes Handtuch unter den Knien ausreichen. Die Pflegenden helfen diesen Betroffenen über Rotation zum Hinsetzen. Bevor die Bewegung durchgeführt wird, muss der Betroffene den Kopf anheben. Sitzt er, kann das Kopfteil hochgestellt werden. Das Becken wird innerhalb der individuellen Möglichkeiten aufgerichtet. Hierbei hat die Pflegekraft ihre Hände am Rumpf und richtet den Betroffenen auf. Hinter dem Rücken sorgt eine lang gerollte Decke für Stabilität. Die Decke umschließt rechts und links den gesamten Rumpf und endet in Höhe der Schulterblätter. Zusätzlich wird ein Kissen unter den stärker betroffenen Arm gebracht, damit dieser eine Unterstützungsfläche erhält. Die Füße werden an den Fußsohlen mit einem Kissen unterstützt.
Bei Sitzpositionen außerhalb des Bettes brauchen Menschen, die noch wenig Rumpfstabilität haben, einen guten Halt um den Rumpf, damit sie sitzen können. Es ist sinnvoll, auch sie auf einen normalen Stuhl umzusetzen. [3]

Sitzposition für Menschen mit fehlender Rumpfstabilität und Kopfhaltung

Den Erkrankten, die im Sitzen ihren Kopf nicht halten können, fehlt als Voraussetzung der Haltetonus des Rumpfes. Die Mobilisation außerhalb des Bettes bedarf einer großen Unterstützungsfläche. Der Rollstuhl sollte dafür in seinen Verstellmöglichkeiten sehr variabel sein. Die Betroffenen werden aber häufig nur in einer nach hinten gekippten Position in diesen Rollstuhl gesetzt, da nur in dieser Stellung der Kopf aufliegen kann. Diese Position bedeutet für sie aber kaum einen Unterschied zum Liegen im Bett. Da im Schwerkraftfeld die Unterstützungsfläche der rückwärtigen Bereiche des Körpers angeboten wird, ist die Auswirkung auf die Tonusverhältnisse dieselbe wie bei der Rückenlage. Aus diesem Grund ist eine aufrechte Sitzposition (mit einer Kopfstellung nach vorn abgelegt) eine Alternative zu allen anderen Sitzpositionen. Diese Sitzposition kann im Tagesrhythmus der Erkrankten für etwa eine Stunde eingeplant werden. [3]

Asymmetrischer Sitz

Kreislaufstabilität muss immer gegeben sein, wenn Menschen im Rollstuhl oder Stuhl sitzen sollen. Gerade in der Frühphase der Hirnschädigung wird die Mobilisierung in Intervallen erfolgen und die Zeiträume

zum aufrechten Sitzen werden langsam unter Kreislaufkontrolle durchgeführt. In dieser Phase sitzen die Betroffenen noch überwiegend im stabilen Sitz im Bett. Eine Möglichkeit des Zwischenschritts zum Transfer in den Rollstuhl ist der **asymmetrische Sitz** im Bett. Der Vorteil dieses Sitzes ist, dass durch die Beckenstellung und Beinstellung eines Beines außerhalb des Bettes der Bewegungsübergang aus dem Bett über die Gelenkstellung angebahnt wird.
Sollte der Blutdruck fallen, können sie schnell in eine liegende Position gebracht werden. Das Becken des Betroffenen wird in Nähe Bettkante gebracht, der Rumpf aufgerichtet und die Seite, die zur Bettmitte weist, mit ausreichend Materialien unterstützt. Das heißt, der Schultergürtel wird entsprechend der Beckenstellung ausgerichtet. Die Arme und der Kopf sind wie in einem stabilen Sitz mit Kissen zu stabilisieren. Das im Bett angewinkelte Bein wird mit Kissen unterlagert und die Fußsohle bekommt Halt durch festere Materialien. Das aus dem Bett hängende Bein wird unter dem Trochanter mit einem kleinen Kissen oder Handtuch mittig in der Spur unterlagert. Damit die Betroffenen stabil genug sitzen, sollte der Oberschenkel auf der Matratze liegen. Ab dem Knie wird das Bein Richtung Boden gebracht und die Höhe zwischen Fußboden und Fuß unterlagert. [3]

3 Pflegerische Mobilisation und Hilfsmittel

Mit dem Thema Mobilisation befassen sich mehrere Berufe des Gesundheitswesens. Auch das ist ein Beweis für die überragende Bedeutung der Bewegung hinsichtlich der Verhütung, Linderung und Heilung von Krankheiten.

Physiotherapeuten sind auf die Behandlung des Bewegungsapparates spezialisiert, aber auch Ergotherapeuten beeinflussen die Bewegungskompetenz ihrer Klienten.

Dies sind nur zwei Beispiele für den vielfältigen Zugang therapeutischer Möglichkeiten.

Pflegende sind im Alltag mit den ganz grundlegenden Bewegungsfähigkeiten der pflegebedürftigen Menschen konfrontiert. Sie fokussieren sich auf die Alltagsbedürfnisse und nehmen mit ihrem Handeln unmittelbaren Einfluss darauf, ob der jeweils Betroffene seine Fähigkeiten erhält und ausbaut, oder ob er im Vertrauen auf die jeweils gebotene Unterstützung seinen im Zuge der Krankheit verringerten Bewegungsumfang durch mangelnde Aktivität weiter beschränkt.

Bewegungsförderung umfasst demnach zwei Aspekte: Einerseits die unmittelbar auf eine Krankheit bezogene, zeitlich begrenzte, aber intensive Behandlung durch Therapeuten verschiedener Fachrichtungen und andrerseits die lebensbegleitende pflegerische Versorgung, die im besten Fall alle Impulse der therapeutischen Ansätze aufnimmt und Sorge dafür trägt, dass der Betroffene langfristig motiviert bleibt, sie kontinuierlich umzusetzen.

Die verschiedenen beruflichen Ziele verschwimmen allerdings in einem Behandlungsteam, das sich dem Erkrankten personenzentriert widmet. Therapeuten der verschiedenen Fachrichtungen und Pflegende richten ihr Handeln nicht selten an denselben Grundsätzen, z. B. des Bobath-Konzepts (▶ Kap. 2.2) oder der Kinästhetik (▶ Kap. 2.1) aus, sodass die pflegerische Versorgung grundlegende therapeutische Ansprüche verwirklicht.

Eine gleichberechtigte Mitwirkung in dem multiprofessionellen Team gelingt Pflegenden nur, wenn sie ihre Maßnahmen an den aktuellen Erkenntnissen ausrichten, die aus allen Berufsgruppen stammen und insgesamt dazu führen, dass die Versorgung sich kontinuierlich verbessern kann.

Pflegerische Mobilisationsmaßnahmen

- fördern die Durchblutung und verbessern den Abtransport von Stoffwechselprodukten aus dem Gewebe (Dekubitus-, Kontraktur- und Thromboseprophylaxe),
- mindern krankheitsbedingte Bewegungseinschränkungen,

- machen dem Betroffenen den physiologischen Ablauf von Bewegungen bewusst,
- vermitteln klare und positive Reize,
- verstärken die Produktion der Synovialflüssigkeit (▸ Kap. 1.2.3),
- kräftigen die Muskulatur und beugen einer Atrophie vor,
- steigern den venösen Rückstrom des Blutes,
- trainieren die Atmung (Pneumonieprophylaxe),
- erhöhen die Selbstständigkeit,
- sorgen für einen guten Schlaf,
- fördern das Wohlbefinden,
- machen dem Betroffenen die Grenzen seines Körpers bewusst.

Merke

Bei allen Bewegungsübungen beobachten Pflegende die Vitalzeichen (Blutdruck, Puls, Atmung) des Pflegebedürftigen. Sie beenden die Übungen bei Schwindel, Unwohlsein, Schmerzen, Schwäche oder Müdigkeit sofort.

3.1 Grundlegende Prinzipien der Lagerung

Definition

Lagerung: Herstellung einer Körperposition, die der Behandlung, dem Wohlbefinden des Erkrankten sowie der Vorbeugung von Folgeschäden (z. B. Dekubitalulzera, Kontrakturen, Thrombosen) dient.

Lagerungen sind so durchzuführen, dass sie die natürlichen Bewegungsfähigkeiten des Menschen nachempfinden und dem Betroffenen trotz seiner momentanen Unfähigkeit zur uneingeschränkten Mobilität die entsprechenden Erfahrungen zugänglich machen. Damit leisten Pflegende einen wichtigen Beitrag zur Erhaltung der ursprünglich vorhandenen Bewegungsumfänge. Eine weitere Forderung besteht darin, dass Pflegende bei der Herstellung einer geeigneten Körperposition die Eigenbewegungen des Betroffenen einbeziehen und die Lagerung so anlegen, dass ein Höchstmaß Bewegungsfreiheit erreicht ist. Lagerungen dürfen auf keinen Fall so ausgeführt sein, dass sie den Erkrankten in seiner Aktivität hemmen.

Außerdem ist es notwendig, dass den Pflegenden optimale Hilfsmittel zur Verfügung stehen, die es ihnen ermöglichen, den Auflagedruck des Körpers und seiner Teile auf eine möglichst große Fläche zu verteilen.

Merke

Die Prinzipien aus dem Bobath-Konzept und der Kinästhetik (▸ Kap. 2) vermitteln das Verständnis für die Bedingungen, unter denen Bewegung sich vollzieht. Deshalb ermöglichen sie Pflegenden, Lagerungen nicht als statische Positionierung, sondern stets unter dynamischen Gesichtspunkten und damit als Ressource für die Entstehung und Förderung körperlicher Mobilität aufzufassen.

Im Folgenden sind die Grundpositionen mit den dabei jeweils zu beachtenden Aspekten sowie der pflegerische Umgang mit den besonders sensiblen Körperpartien skizziert. [4]

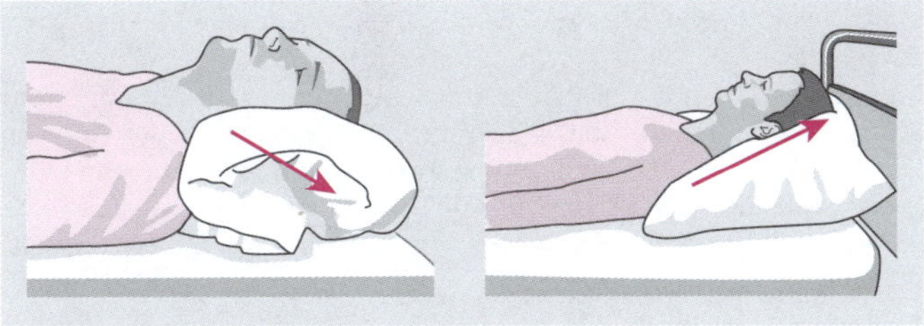

Abb. 3.1 Korrekt geneigte Position des Kopfes in der Rückenlage (rechts). Im linken Bild ist eine Überstreckung des Halses zu sehen, wie sie oft durch zu kleine Kissen hervorgerufen ist. [L138]

Rückenlage

In der Rückenlage sollte der Kopf (wenn immer möglich) so gelagert sein, dass er nach vorn gebeugt ist (▶ Abb. 3.1). Aus dieser Position kann ein liegender Mensch seine Umgebung besser wahrnehmen und deshalb leichter kommunizieren. Wenn (z. B. aufgrund einer Verletzung der Halswirbelsäule) eine solche gebeugte Haltung nicht möglich ist, achten Pflegende darauf, dass der Kopf sich zumindest in der Achse befindet, die durch den Oberkörper vorgegeben ist.

Häufig verwenden Pflegende zu kleine Kissen zur Unterpolsterung des Kopfes. Die Folge ist eine Überstreckung des Halses, die zu einer dauerhaften Bewegungseinschränkung führen kann. Die Lösung liegt in einem Kissen mit entsprechend großer Füllung. Es ist aber auch möglich, eine Ecke so in das Kissen zu stauchen, dass ein dreieckiges Schiffchen entsteht. Durch die künstliche Verkleinerung des Kissen-Innenraums bauscht sich das Polster auf und hält den Kopf leichter in der gewünschten Position.

Außerdem verursacht die Verwendung eines zu kleinen Kissens bei einer Drehung in die Seitenlage eine zu starke Druckentwicklung auf die Schulter und damit eine Körperposition, die der Betroffene als sehr unangenehm wahrnimmt.

Die Kniekehle entspricht der Funktion „weiche Vorderseite“ und braucht nur dann eine entsprechende Unterlagerung, wenn sich unter ihr (z. B. aufgrund einer Kontraktur) ein Hohlraum bildet.

Die Fersen sind nicht grundsätzlich vollständig hohl zu lagern. Oft genügt es, den Druck mithilfe kleiner Kissen unter den Unterschenkeln zu verringern.

Es ist nicht empfohlen, die Beine grundsätzlich mit einem Kopfkissen zu unterlagern. Dadurch verstärkt sich der Druck auf die Steißbeinregion, der dort zu einem Dekubitus führen kann.

Allerdings benötigen die Fußsohlen eine geeignete Unterstützung. Sie sollen keinesfalls frei in der Luft stehen, sondern von einem relativ festen Material unterstützt werden. Falls der Betroffene zu einer Tonuserhöhung (*Spastik*) neigt, ist es erforderlich, diesen Widerstand sehr sorgsam zu dosieren.

Menschen mit einer schlaffen halbseitigen Lähmung (z.B. nach einem Schlaganfall) lassen das stärker betroffene Bein oft nach außen rotieren. Diese Fehlhaltung geht von einer unzureichenden Koordination im Hüftgelenk aus. Mangelnde Unterstützung kann zu einem dauerhaften Schaden dieses Gelenks führen. Pflegende verhindern diesen Mechanismus, indem sie

- die Hüfte von außen mit einem Keil oder einem kleinen Kissen stützen,
- den Fuß mit einem kleinen Kissen am unteren Teil des Unterschenkels stützen. Dies hat den Vorteil, dass auch die Ferse druckentlastet ist.

Die **Nestlagerung** (▶ Abb. 3.2) ist eine Variante der Rückenposition. Dazu umlagern Pflegende den Betroffenen mit einer Rolle, die sie unter die Oberschenkel und dann seitwärts neben den Oberkörper unter die Arme legen. Eine zweite Rolle legen sie von oben unter Kopf, Schultern und Arme. Eine dritte, ebenfalls relativ feste Rolle kann unter die Unterschenkel und von unten vor die Fußsohlen gelegt werden, damit die Fersen entlastet sind und die Fußsohlen einen Widerstand erhalten. Diese Lagerung erzeugt im Gegensatz zu den sonstigen Prinzipien eine Verringerung der Bewegungsfähigkeit und dient dazu, dem Betroffenen Sicherheit zu vermitteln. Sie stellt sich aufgrund der Enge und Geborgenheit ein. Der Effekt lässt sich verstärken, indem Pflegende ein kleines Kissen auf den Bauch legen (und damit den Solarplexus schützen) oder ein Bettlaken über den Körper spannt.

Die Nestlagerung ist insbesondere für unruhige und ängstliche Menschen geeignet. Sie kann beruhigend wirken – wie die Umarmung durch eine vertraute Bezugsperson. [4]

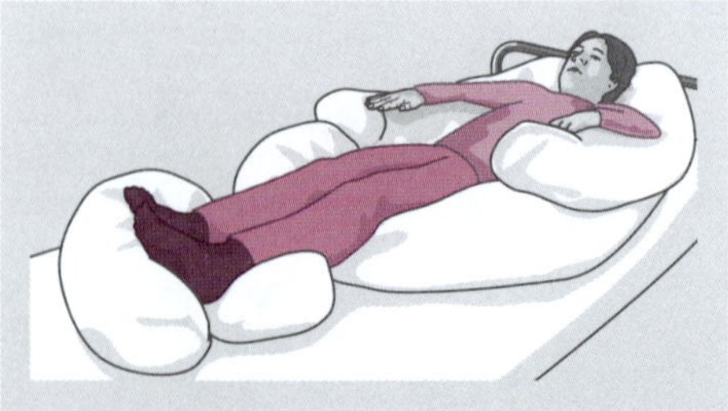

Abb. 3.2 Nestlagerung. [L138]

Schräglage

Diese Lage bezeichnet man häufig auch als 30°-Lagerung, wobei es nicht darauf ankommt, ob der Körper exakt in diesem Winkel liegt (▶ Abb. 4.1). Der Sinn der Lagerung ist eine Druckentlastung der Steiß- und Kreuzbeinregion sowie der Hüfte. Allerdings entspricht die Schräglage nicht einer Position, die Menschen natürlicherweise einnehmen. Sie lässt z. B. den Schutz der als verletzlich wahrgenommenen Vorderseite des Körpers nicht zu. Pflegenden ist bewusst, dass es hierbei vor allem um eine therapeutische Position handelt.

Oberkörper, Hüfte und das oben liegende Bein können dazu mit einer Lagerungsrolle unterlegt werden. Es ist darauf zu achten, dass die Fußfläche des oberen Beins gut unterstützt ist, damit sie nicht frei im Raum hängt. Alternativ kann man das Bein auch aufstellen. Kopf, Hals und Schultergürtel sollten durch ein großes Kissen unterpolstert sein. Die Arme lassen sich je nach Wunsch des Betroffenen variabel lagern. Diese Position ermöglicht (anders als die 90°-Seitenlage) auch eine Erhöhung des Oberkörpers und damit eine Erleichterung der Kommunikation mit der Umgebung. [4]

90°-Seitenlage

Die 90°-Lage entspricht einer Haltung, die viele gesunde Menschen im Schlaf einnehmen. Sie kann bei halbseitig gelähmten Menschen sowohl auf der stärker als auch auf der weniger stark betroffenen Seite ausgeführt

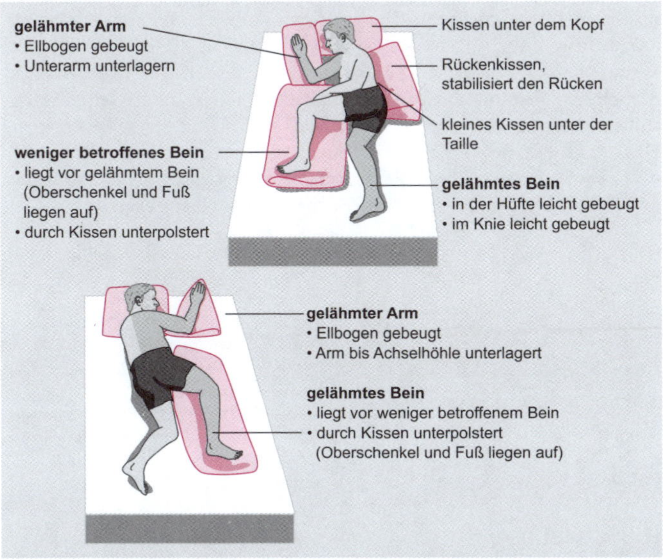

Abb. 3.3 Seitenlagerung eines Menschen nach Schlaganfall auf die stärker oder weniger stark betroffene Körperhälfte. [L138]

werden (▶ Abb. 3.3). Wie bei der Schräglage (siehe oben) kommt es nicht darauf an, dass die Körperstellung exakt auf 90° eingestellt ist.
Pflegende unterpolstern dazu Kopf und Schultern mit einem (oder zwei) großen Kissen und lagern das oben liegende, in Hüfte und Knie gebeugte Bein mit einer großen, festen Rolle, die bis unter den Fuß reicht und ihm eine sichere Auflage gewährleistet. Wenn die stärker betroffene Seite oben liegt, benötigt der Arm eine feste Polsterung.
Der weniger betroffene Arm soll in jedem Fall frei beweglich sein. Das heißt, Pflegende achten sehr genau darauf, die Bewegungsfähigkeit nicht durch zu viele Lagerungshilfsmittel einzuschränken. [4]

Bauchlage

Die **Bauchlage** wird häufig auch als 135°-Lagerung bezeichnet (▶ Abb. 3.4). Dabei lastet relativ viel Gewicht auf der unten liegenden Schulter. Unter die oben ruhende Körperseite legen Pflegende z. B. eine Rolle, die von der Achsel bis zum Fuß reicht. Das oben liegende Bein ist im Hüft und Kniegelenk gebeugt. Der Kopf liegt auf einem Kissen, das eine achsengerechte Position ermöglicht. Besonders sorgfältig kontrollieren Pflegende den Druck, der auf der unten liegenden Ohrmuschel lastet. Hier kann es leicht zu Dekubitalulzera kommen. Zusätzlich ist es (insbesondere bei unkontrolliertem Speichelfluss) notwendig, das Kopfpolster mit einer flüssigkeitsdichten Unterlage zu versehen.
Zur Entlastung der unten liegenden Schulter kann es notwendig sein, diese Seite des Brustkorbs mit einem kleinen Polster zu unterlagern (*Pektoralisstütze*).
Je nach den anatomischen Bedingungen des Betroffenen kann es erforderlich sein, den unten liegenden Fuß mit einem kleinen Kissen zu unterstützen, damit er sicher auf der Unterlage ruht.
Diese Lage gestattet es nicht, das Kopfteil des Bettes isoliert anzuheben, da in diesem Fall die Wirbelsäule übermäßig gestreckt würde. Allerdings ist es durchaus möglich, die gesamte Bettebene schräg zu stellen. [4]

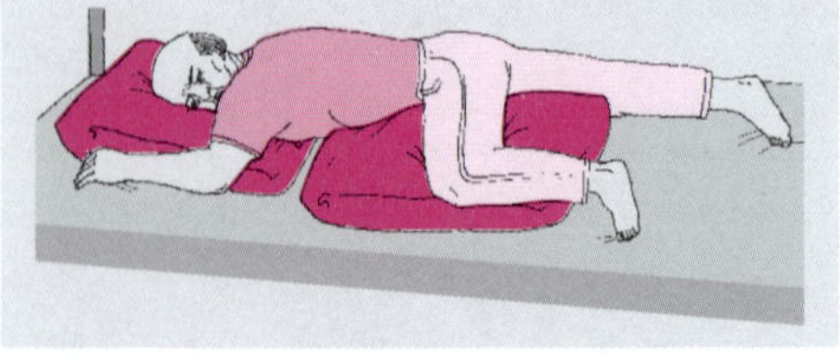

Abb. 3.4 Bauchlagerung. [L119]

3.2 Bewegungen mit unterschiedlicher Eigenaktivität

3.2.1 Passive Bewegungen

Eigentlich beschreibt die Wortkombination „passive Bewegung" einen unauflösbaren Widerspruch, weil Bewegung stets Aktivität voraussetzt. In der Pflege ist dieser Ausdruck trotzdem sehr geläufig. Er fasst sehr plakativ zusammen, dass es um eine Mobilisierung geht, bei der ein pflegebedürftiger Mensch keine muskuläre Anstrengung leistet. Die Aktivität stammt in diesem Fall (nahezu) ausschließlich von der Pflegekraft.
Diese Übungen erfordern ein großes Verständnis von der Funktion des Bewegungsapparates (▶ Kap. 1.2), damit in ihrem Verlauf Gelenke nicht geschädigt werden. Außerdem ist eine sorgfältige Beobachtung des pflegebedürftigen Menschen nötig, um jederzeit sein Befinden und die Reaktionen auf die Bewegungen nachvollziehen zu können.

Passive Bewegungsübungen

Passive Bewegungsübungen (auch als „Durchbewegen der Gelenke" bezeichnet) werden bei Bettlägerigen und immobilen Menschen möglichst zweimal täglich angewandt, um ein gewisses Bewegungsausmaß zu ermöglichen und Kontrakturen (▶ Kap. 4.5) vorzubeugen. Pflegende führen alle Bewegungen mit großer Vorsicht, damit es nicht zu Verletzungen, z. B. Zerrungen, kommt. Eine Hand gibt die Bewegung vor, die andere stützt das Gewicht des zu bewegenden Körperteils.

Merke

Bei Schmerzen erzwingen Pflegende die Bewegungen auf keinen Fall. Daraus würde mehr Schaden als Nutzen entstehen.

Beine

- Nacheinander die Beine anheben und leicht außenrotiert zum Oberkörper anwinkeln und dann strecken, sodass die Hüften und Kniegelenke gebeugt und gestreckt werden.
- Die Beine bei leicht gebeugtem Knie am Unterschenkel anheben und mit der freien Hand die Fußsohle so unterstützen, dass sich der Fußrücken Richtung Schienbein bewegt.
- Anschließend den Fuß in derselben Haltung kreisend bewegen.

Arme

- Nacheinander am rechten und linken Arm mit der einen Hand den Unterarm stützen und die Hand des Pflegebedürftigen auf und ab bewegen.
- In derselben Haltung die Hand kreisend bewegen.

- In derselben Haltung die Finger einzeln leicht auf und ab bewegen und beugen (▶ Abb. 3.5).
- Arme im Ellenbogengelenk beugen und strecken.
- Eine Hand flach unter das Schulterblatt legen, mit der anderen die Schulter umgreifen und das Schultergelenk leicht lockern.
- Abschließend Arme und Beine vorsichtig ausschütteln, Muskeln leicht massieren (Lockerungseffekt).

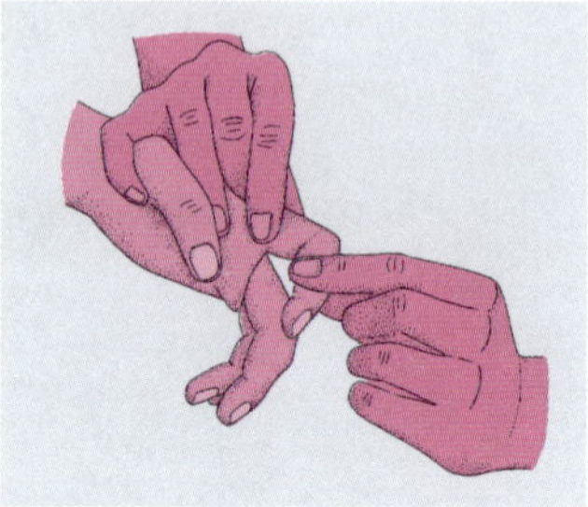

Abb. 3.5 Passives Bewegen der Fingergelenke. [L157]

Kopf und Hals

Diese Übung kann Angst auslösen. Deswegen führen Pflegende sie nur durch, wenn der Pflegebedürftige die Maßnahme toleriert. Pflegende stellen sich an das Kopfende des Bettes, nehmen den Kopf zwischen die Hände und schieben ihn vorsichtig nach rechts und links, soweit es ohne Schmerz möglich ist (*Dehnübung*). [1]

Betten eines immobilen Menschen

Pflegende betten einen immobilen Menschen am besten zu zweit. Dieses Vorgehen belastet den Betroffenen besonders wenig, vermittelt ihm Sicherheit (weil eine Pflegekraft sich im Blickfeld befindet) und ermöglicht rückenschonendes Arbeiten.

Durchführung:

- Pflegebedürftigen Menschen über den geplanten Handlungsablauf informieren und die Bettebene (sofern möglich) flach stellen.
- Betroffenen ggf. vor der Drehung ein Stück zur gegenüberliegenden Seite bewegen, ihn unterstützen, sich auf die Seite zu drehen.
- Die an der Vorderseite stehende Pflegekraft hält den Pflegebedürftigen in der Seitenlage, indem sie ihn mit großflächigem Griff am Brustkorb und Oberschenkel sichert. Die andere Pflegekraft löst das Bettlaken und rollt es bis zur Mitte auf.
- Frisches Bettlaken der Länge nach auf der Matratze entfalten und einspannen, dann bis zur Mitte aufrollen und unter das alte Laken schieben
- Soll zusätzlich eine Unterlage eingebracht werden, wird sie in Höhe des Gesäßes des Patienten quer ausgebreitet, eingespannt und ebenfalls bis zur Mitte aufgerollt. Dabei ist es sinnvoll, den zum Kopf weisenden Rand dieser Unterlage lediglich bis zum unteren Teil der Lebenswirbelsäule reichen zu lassen. Wenn es sich um eine wasserdichte Unterlage zum Schutz der Matratze handelt, erfüllt sie ihren Zweck

vor allem unterhalb des Gesäßes und sollte deshalb möglichst weit fußwärts reichen.
- Pflegenden über die zusammengeschobenen Textilien auf die andere Seite drehen. Nun übernimmt die Pflegekraft, die zunächst das neue Laken und die anderen Unterlagen eingelegt hat, die Sicherungsfunktion.
- Gebrauchte Textilien bzw. Unterlagen entfernen und entsorgen oder in den Wäschesack geben. Aus hygienischen Gründen sollen die gebrauchten Gegenstände sofort abgeworfen und keinesfalls zwischengelagert werden.
- Frisches Bettlaken entfalten und einspannen, es sollen keine Falten entstehen. Gegebenenfalls erforderliche weitere Unterlagen ebenfalls ausbreiten.
- Pflegebedürftigen in die gewünschte oder erforderliche Lagerung bringen. Dazu so wenig Lagerungshilfsmittel wie möglich verwenden und darauf achten, dass die Bewegungsfreiheit optimal gewährleistet ist. Durch Unterfassen überprüfen, ob die erforderlichen Druckentlastungen ausreichend erzielt worden sind.
- Kopfteil der Bettebene in eine geeignete Position bringen.
- Falls notwendig, Patientenhaltegriff in Greifnähe bringen.
- Falls möglich: Pflegebedürftigen fragen, ob er sich bequem und sinnvoll gelagert fühlt.
- Hände desinfizieren.
- Gegebenenfalls Bett in die Ausgangshöhe senken.
- Gegebenenfalls Rufanlage und Nachttisch in Reichweite stellen. [5]

Bewegen eines immobilen Menschen zum Kopfende des Betts

Ein Mensch, der keinerlei Eigenaktivität zeigt, z. B. aufgrund eines Komas oder einer tiefen Analgosedierung, kann ausschließlich mithilfe technischer Hilfsmittel (etwa Liftern) oder der Körperkraft Pflegender im Bett Richtung Kopfende gebracht werden. Bei stark übergewichtigen Menschen sollten Pflegende stets auf apparative Unterstützung zurückgreifen. Wenn das Körpergewicht des Betroffenen tolerabel ist, können zwei Pflegende gemeinsam die Positionsveränderung ausführen, die zumeist nötig wird, weil sich nach einiger Zeit die Hüfte des Betroffenen im Verhältnis zum Knick der Bettebene ungünstig verschiebt. Dies geschieht bei Menschen mit (geringer) Eigenaktivität durch ihre regelmäßigen Gewichtsverlagerungen und bei bewegungsunfähigen Menschen in Oberkörperhochlagerung aufgrund der Schwerkraft bzw. durch die Lagerungsaktivitäten der Pflegenden.

Zum Hochbewegen des Betroffenen mittels Körperkraft stellen sich die Pflegenden an beide Längsseiten der Matratze. Dann gehen sie wie folgt vor:
- Bett auf Arbeitshöhe bringen.
- Eine Pflegekraft steht näher an der Seite des Kopfes und schiebt den kopfwärts gerichteten Arm unter Schulter und Kopf des Betroffenen.

- Den anderen Arm schiebt sie nahe des Beckens unter den Körper des Pflegebedürftigen und fasst die Hand bzw. den Unterarm der anderen Pflegekraft mit dem Haken- oder Australiagriff (▶ Abb. 3.6) die Hände sollen dann etwa unter der Wirbelsäule zu liegen kommen.
- Die andere Pflegekraft legt die Arme unter die Oberschenkel des Betroffenen.
- Auf ein besprochenes Signal heben die Pflegenden den Betroffenen so weit Richtung Kopf, wie es notwendig ist.

Es ist auch möglich, ein Tuch (z. B. Bettlaken oder Durchzug) als Hilfsmittel zu verwenden:

- Der Betroffene liegt auf dem Tuch, das die Pflegenden von beiden Seiten mit sicherem Griff fassen können.
- Auf ein vereinbartes Signal ziehen sie das Tuch (und damit den Betroffenen) gleichzeitig kopfwärts.

Bei der Verwendung eines solchen Tuches ist zu beachten, dass es zunächst möglichst weit fußwärts unter den Pflegebedürftigen gelegt wird. Auf diese Weise lässt es sich mehrfach für dieses Manöver verwenden, auch wenn der Betroffene auf dem Tuch Richtung Fußende rutscht.

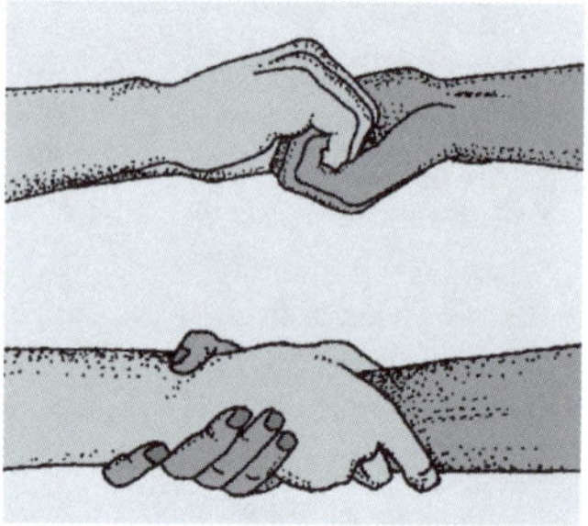

Abb. 3.6 Haken- und Australiagriff. [L119]

3.2.2 Assistive Bewegungen

Bei **assistiven Bewegungen** übernimmt der pflegebedürftige Mensch einen individuell unterschiedlichen Teil des Kraftaufwands und führt die Bewegungen mit Unterstützung der Pflegekraft aus:

- Die Pflegekraft hält die Beine oder Arme, die Bewegungen (kreisend, auf und ab) an Händen und Füßen führt der Betroffene eigenständig durch. Gegebenenfalls ist dazu eine Anleitung erforderlich, die entweder verbal oder mithilfe einer Führung durch den Bewegungsablauf erfolgen kann.
- Der Pflegebedürftige beugt und spreizt die Zehen im Wechsel.
- Der Pflegebedürftige dreht den Kopf in nickender Bewegung langsam von links nach rechts und zurück. [1]

3.2.3 Aktive Bewegungsübungen

Aktive Bewegungsübungen führen pflegebedürftige Menschen selbstständig unter Anleitung durch. Die Bandbreite der möglichen Übungen ist sehr groß. Sie können sich auf Atemgymnastik, die Bewegung verletzter oder eingeschränkter Körperteile oder die Vorbeugung der Folgen mangelnder Bewegung (z. B. bei Bettlägerigkeit) beziehen. Einige leicht umzusetzende Varianten:

- Der pflegebedürftige Mensch führt die *assistiven* Übungen nach entsprechender Anleitung allein aus. Dabei soll er z. B. die Füße möglichst 30 Sek. lang in der Luft auf und ab bewegen.
- Füße angewinkelt aufstellen, Beckenboden anspannen, Becken langsam heben, möglichst so weit, dass der Oberkörper nur noch an den Schultern auf der Unterlage ruht. Diese Haltung für einige Sekunden beibehalten. Danach langsam (Wirbel für Wirbel) die Ausgangsposition einnehmen.
- Beine am Körper aufstellen und zusammen mit dem Becken vorsichtig zu einer Seite kippen, danach in die Mittelstellung zurückbewegen und zur anderen Seite kippen (*Dehnung*). [1]

Merke

Die Betroffenen sollen sich zwischen den Übungen genügend Zeit zum tiefen Durchatmen und langen Ausatmen (z. B. gegen die dosierte Lippenbremse ▶ Kap. 4.8) lassen. Gegebenenfalls kontrollieren Pflegende zwischendurch Puls und Blutdruck. Eine gute Belüftung des Zimmers wirkt sich positiv auf die Leistungsfähigkeit der Betroffenen aus. [1]

Isometrische Spannungsübungen

Bei **isometrischen Spannungsübungen** wird der Muskeltonus durch Anspannen erhöht, der Muskel verkürzt sich jedoch nicht (▶ Kap. 1.2.1). Die Muskeln oder Muskelgruppen arbeiten gegen einen gedachten oder tatsächlich vorhandenen Widerstand. Der Betroffene leistet also statische (*unbewegliche*) Muskelarbeit.

Diese Übungen lassen sich ohne Materialaufwand gut im Liegen oder Sitzen ausüben und belasten den Kreislauf wenig. Sie bewirken trotzdem ähnlich positive Effekte wie andere Bewegungsübungen. Allerdings setzen isometrische Übungen voraus, dass der Pflegebedürftige die Anweisungen versteht und aktiv mitarbeitet. [1]

ACHTUNG

Da isometrische Übungen den Blutdruck erhöhen, vor allem wenn die Ausführenden ihre Atmung während der Anspannung anhalten, dürfen sie bei manchen Erkrankungen nur nach Rücksprache mit dem Arzt durchgeführt werden. Dazu zählen vor allem Herzerkrankungen und Bluthochdruck.

Außerdem steigern isometrische Übungen den Muskeltonus und dürfen deswegen nicht angewendet werden bei:

- Morbus Parkinson
- Multipler Sklerose
- Spastischen Lähmungen, z. B. nach Schlaganfall. [1]

Durchführung

Nacheinander einzelne Muskelgruppen anspannen lassen, ohne Bewegung auszuüben. Dabei den Pflegebedürftigen auffordern, ruhig weiter zu atmen und die Atmung auf keinen Fall anzuhalten.
Die Spannung für ca. 2–3 Sek. halten lassen, entspannen, anschließend für einige Sekunden pausieren und erneut anspannen. Jede Anspannung höchstens zehnmal wiederholen, um eine Überlastung zu vermeiden.

- Kopf gegen die Matratze und das Kinn gleichzeitig Richtung Brust drücken.
- Fingerspitzen der rechten und linken Hand vor der Brust gegeneinander pressen.
- Fußsohle des einen Fußes auf den Fußrücken des anderen Fußes legen und so beide Füße gegeneinander pressen.
- In Rückenlage die ausgestreckten Arme mit geöffneten Händen neben den Körper legen und gegen die Matratze drücken. [1]

Merke

Damit der Pflegebedürftige beim Anspannen nicht das Atmen „vergisst", ihn auffordern, laut zu zählen, z. B. „1–2 – hal – ten, 1–2 – Pau – se". Wer spricht, atmet. [1]

Dehn- und Streckübungen

Dehn- und Streckübungen erhalten die Elastizität der Muskeln und Bänder und wirken einer Verkürzung von Muskeln entgegen. Sie erweitern den Bewegungsumfang des Übenden.
Wenn der Körper erwärmt und die Muskulatur gut durchblutet ist, können die Übenden beginnen. Wegen der Verletzungsgefahr ist jedoch darauf zu achten, die Übungen vorsichtig und langsam auszuführen. Nach Möglichkeit sollte die Spannung der Dehnung einen Moment (z. B. 2–3 Sekunden) gehalten werden. Die Dauer ist jedoch nicht absolut festgelegt, sondern richtet sich in erster Linie nach der Leistungsfähigkeit eines jeden Pflegebedürftigen.
Jeder dehnenden oder streckenden Bewegung schließt sich eine beugende und lockernde Bewegung an. Dehnungsübungen können mehrmals wiederholt werden. [6]

ACHTUNG

Durch das Aufbauen einer Spannung erhöht sich der Muskeltonus. Deshalb ist insbesondere beim Vorliegen neurologischer Erkrankungen zunächst mit dem Arzt Rücksprache zu halten, ob die Übungen sinnvoll einsetzbar sind und nicht zu Schäden führen könnten. [6]

Kopf und Nacken

- Kopf abwechselnd nach links und nach rechts wenden, Oberkörper dabei leicht mitnehmen.

- Kopf abwechselnd Richtung linke und rechte Schulter legen und einige Sekunden so halten.
- Kopf aus dem Schultergürtel nach oben ziehen, dabei den Kopf nicht nach vorn oder hinten bewegen, Kinn leicht Richtung Brustbein drücken.
- Ohr zur linken Schulter führen, dabei die linke Hand über den Kopf zum rechten Ohr führen und gleichzeitig die rechte Handfläche Richtung Boden drücken (dehnt die rechte Nackenpartie) und einige Sekunden so halten, lockern, Seitenwechsel. [6]

Finger und Hände

- Fäuste schließen und öffnen, Finger abwechselnd spreizen und fest schließen, die Spannung 2–3 Sekunden halten.
- Handflächen mit geschlossenen Fingern locker gegeneinander legen, dann drücken; Spannung einen Moment halten.
- Gespreizte Finger beider Hände aneinanderlegen und alle Finger gleichzeitig vorsichtig gegeneinander drücken; Spannung halten, dann lockern.
- Gespreizte Finger beider Hände aneinanderlegen und einzelne Fingerpaare abwechselnd gegeneinander drücken; Spannung halten, dann lockern. [6]

Hände und Arme

- Arme leicht nach vorn strecken, Hände abwechselnd nach oben anwinkeln und senken.
- Arme leicht nach vorn strecken, Hände abwechselnd nach vorn kippen, dann die Handrücken Richtung Gesicht ziehen.
- Arme und Hände strecken, die gestreckten Hände nach oben anwinkeln, Spannung halten und Hände zurückbewegen.
- Arme und Hände einige Sekunden in verschiedene Richtungen strecken.
- Arme strecken, dabei die geöffnete Handfläche einen imaginären Gegenstand nach vorn wegschieben lassen; in Streckung die Hand zur Faust ballen (imaginäres Greifen eines Gegenstands) und den Arm mit geballter Hand zurückziehen.
- Übungen abwechselnd vor dem Körper und über dem Kopf.
- In die Hände klatschen.
- Arme und Hände vor dem Körper strecken und abwechseln nach oben und unten bewegen, dabei den Abstand zwischen Händen und Armen immer größer werden lassen.
- Arme abwechselnd über den Kopf heben und strecken (Wäsche aufhängen). [6]

Merke

Die Übenden sollen auch während der Anspannungsphase (Strecken) gleichmäßig atmen und nicht die Luft anhalten. Hilfreich kann es sein, laut mitzuzählen: „1–2–halten“. [6]

Arme und Schultern

- Einen Arm oder beide gleichzeitig bzw. abwechselnd in verschiedene Richtungen ohne Drehung der Wirbelsäule bewegen, „aus der Schulter herauszuziehen".
- Hände hinter dem Kopf falten, Ellenbogen nach hinten führen; Spannung einige Sekunden halten.
- Beide Schultern gemeinsam und anschließend rechte und linke Schulter im Wechsel zu den Ohren heben; Spannung halten und dann langsam senken.
- Fingerspitzen beider Hände auf die seitengleichen Schultern legen. Die Ellenbogen nach vorn führen, bis sie sich berühren. Ellenbogen aus der Vor- und Seithaltung nach oben und unten und nach hinten führen (erhöhter Schwierigkeitsgrad).
- Die Hände hinter dem Rücken falten (auf dem Stuhl, wenn möglich, rückwärts sitzen – Rückenlehne vor dem Körper). Die Arme spreizen, dabei aufrechte Körperhaltung einnehmen.
- Im Stand Grätschstellung: Den rechten Arm gestreckt von rechts unten weit nach links oben führen und zurück. Dann entsprechende Bewegung mit dem linken Arm ausführen. [6]

Rücken

Auf dem vorderen Teil eines Stuhles sitzen und die gebeugten Beine schulterbreit grätschen, Füße gerade stellen. Nun den Oberkörper langsam zwischen die Beine sinken lassen, dabei ruhig und gleichmäßig atmen, Arme liegen locker auf den Oberschenkeln. Nur so weit vornüberbeugen, wie es noch angenehm ist. Kopf nicht zu tief senken (Schwindelgefahr). Wirbel für Wirbel aufrichten und dabei die Arme weit nach beiden Seiten ausbreiten. [6]

Beine, Hüften und Füße

- Im Sitzen oder im Stehen:
  - Beine in Grätschstellung bringen, Hände in die Hüfte und Rumpf abwechselnd zur Seite drehen, Spannung halten und langsam zurückbewegen.
  - Beine in Grätschstellung bringen, Arme im Nacken falten, Rumpf zur Seite neigen, langsam zurückbewegen und lockern.
  - Ein Bein seitwärts abspreizen, Oberkörper bleibt aufrecht, Beine strecken, Fuß ebenfalls strecken oder beugen, dann Seitenwechsel.
  - Im Stehen die rechte Hand am rechten Oberschenkel entlang fahren lassen; Kopf neigt sich zur gebeugten Seite. Seitenwechsel. Alternativ im Sitzen: Die rechte Hand gleitet am rechten Stuhlbein hinunter; die linke Hand hält sich am Stuhl fest. Dann erfolgt der Seitenwechsel.
  - Alle Zehen spreizen, Spannung halten und dann lockern (Bewegung mit den Händen parallel dazu mitmachen).
  - Fuß auf Spitze und Ferse stellen im Wechsel; erst rechten Fuß, dann linken, dann beide.

- Beide Füße auf die Zehen heben, Spannung etwas halten und dann auf Fersen senken und umgekehrt.
- Beine in leichter Grätschstellung: Mit einem Fuß kleine und größer werdende Kreise auf Boden malen, dann umgekehrt.

- Nur im Stehen:
  - Ein Bein rückwärts spreizen, die Fußspitze aufsetzen. Fußspitze tippt hinter dem Körper rechts und links. Oberkörper bleibt aufrecht.
  - Hände in die Hüfte stemmen und kleine Kreise mit der Hüfte schwingen (Becken nach vorn, nach rechts, nach hinten, nach links), Bewegung kreisförmig ausweiten und ab und zu die Richtung wechseln.
- Im Sitzen: Rechte Fußsohle an die Innenseite des linken Knies legen, Spannung eine Weile halten und zurückbewegen. Dann erfolgt der Seitenwechsel. [6]

Kräftigungsübungen

Die Muskelmasse beginnt schon im jungen Erwachsenenalter sich zurückzubilden. Die Betroffenen bemerken in der Regel jedoch über viele Jahre kein Defizit. Erst im Alter tritt die so erworbene Kraftlosigkeit zutage, wenn die Betroffenen ihr nicht bereits in jungen Jahren durch Muskeltraining gegengesteuert haben. Der insgesamt mit einem Bewegungsmangel einhergehende Lebensstil des modernen Menschen verstärkt den physiologischen Muskelabbau.

Kräftigungsübungen stärken gezielt verschiedene Muskelgruppen. Der Zuwachs an Muskelmasse setzt in der anschließenden Erholungsphase ein. Deshalb sollte man nach jeder Kräftigungsübung eine Pause einlegen oder eine Lockerungsübung ausführen. Anschließend ist es möglich, die Kräftigungsübung ein- oder mehrmalig zu wiederholen. Die Übungen lassen sich im Sitzen und Stehen ausführen. [6]

Hände

- Hände fest zur Faust schließen, dann öffnen.
- Finger weit spreizen und mit großer Kraft zur Faust schließen (Daumen bleibt draußen), so als ob man einen Schwamm ausdrücken würde.
- Mit den Fäusten kräftig gegen einen imaginären Widerstand boxen, z. B. wie gegen einen Sandsack.
- Mit den Fäusten in alle Richtungen boxen.
- Mit den Fingerspitzen der rechten Hand gegen die der linken Hand drücken, sodass diese etwas weggedrückt wird, dann umgekehrt.
- Eine Hand liegt auf einer Unterlage oder dem Oberschenkel, nacheinander die Fingerkuppen in die Unterlage oder Oberschenkel drücken.
- Handtrainer in die Hand nehmen (Daumen außen), die Finger nacheinander mit Kraft in den Handtrainer drücken. Variante: Finger in einen mittelgroßen Schaumstoffball drücken. [6]

Merke

Der Fachhandel bietet viele unterschiedliche Handtrainingsgeräte zur Kräftigung der Handmuskulatur an. Die Anwendung von Therapieknete fördert ebenfalls die Handkräftigung. [6]

Hände, Arme und Schultern

- Imaginäres Gewicht mit aufgestellten Händen nach vorn schieben, z. B. 5 kg Zucker wegschieben, Arme abwechselnd nach vorn bewegen.
- Imaginäres Gewicht nach allen Seiten wegschieben, Rumpf dabei mitnehmen.
- Hände mit nach oben zeigenden Handflächen neben den Kopf heben, Arme mit imaginärem Gewicht nach oben stemmen.
- Arme mit aneinander liegenden Handflächen vor dem Körper ausstrecken. Dann die Arme nach innen und nach außen drehen, sodass mal die Handflächen, mal die Handrücken aneinander liegen. Jeweils die Handrücken und -flächen kräftig aneinanderdrücken.
- Mit Kraft eine imaginäre Zitrone auspressen.
- Hände an imaginärer Stange vor dem Körper festhalten und mit imaginären Gewicht nach oben drücken.
- Arme abwechselnd in alle Richtungen führen.
- Im Sitzen oder Stehen: Mit Rumpf, Armen und Händen Bewegungen ausüben, als solle mit einem Seil ein Boot aus dem Wasser gezogen werden.
- Arme vor dem Körper von der einen Seite zur anderen führen (beide Arme sind gestreckt, die Hände aneinandergelegt). [6]

Merke

Führende Bewegungen sind für Kräftigungsübungen typisch, weil sie mehr Muskelkraft beanspruchen als Lockerungsübungen (z. B. Pendeln des Armes). Für alle führenden Bewegungen können auch kleine Gewichte (Kirschkernsäckchen) verwendet werden, dies erhöht die Kräftigungswirkung. [6]

Beine, Hüften und Füße

- Zehen kräftig beugen und dann loslassen (Finger machen mit).
- Bein strecken und Fuß langsam strecken und beugen.
- In den Ballenstand gehen und Fersen langsam senken (erfordert hohe Standfestigkeit und Balance).
- Mit angezogenem Bein in verschiedene Richtungen treten.
- Fußspitzen anheben und dann ausstrecken.
- Führende Bewegungen des Beines im Stand in verschiedene Richtungen (ggf. mit Hilfe eines Stuhls).
- Führende Bewegungen des Beins im Sitzen in verschiedene Richtungen ausführen.

- Im Stehen mit Hilfe eines Stuhls: Mit einem Arm am Stuhl festhalten, das andere Bein führt einen Kreis in beide Richtungen aus. Dann erfolgt ein Seitenwechsel.
- Im Sitzen: beide Beine gestreckt vom Boden abheben, Füße übereinanderschlagen und gegeneinanderdrücken, anhalten, danach loslassen und lockern. [6]

3.2.4 Unterstützung beim Transfer

Insbesondere für die Unterstützung sehr schwacher Menschen eignet sich ein höhenverstellbarer Stuhl, um ohne Höhenunterschied vom Bett in den Stuhl zu gelangen. Die Seitenlehne kann so verstellt werden, dass sich der Betroffene bei einem schrittweisen Bewegen vom Bett in den Stuhl auch darauf setzen kann.
Pflegebedürftige, die nicht sicher stehen können, gelangen mithilfe eines Rutschbretts ohne Stand vom Rollstuhl zum Bett und umgekehrt. Kleine Gleitunterlagen, z. B. unter dem Brustkorb, ermöglichen eine Bewegung ohne Scherkräfte.
Der Einsatz eines Lifters (*Patientenheber*) ist angezeigt, wenn ein Transfer ohne Heben und Tragen nicht möglich wäre. Er eignet sich für stark bewegungseingeschränkte Menschen. Auch beim Einsatz eines Lifters (▶ Kap. 3.5.2) achten die Pflegenden darauf, dass sie die Eigenbewegungen des Betroffenen in den Bewegungsablauf integrieren.
Beim Transfer orientieren Pflegende sich vor allem an den Strategien, die im Bobath-Konzept sowie der Kinästhetik entwickelt worden sind (▶ Kap. 2). [5]

Mobilisation übergewichtiger Menschen

Die **Mobilisation übergewichtiger Menschen** stellt eine Herausforderung für Pflegende dar, die immer öfter eintritt, weil die Zahl der Betroffenen steigt. Oft können diese Erkrankten nur durch den körperlichen Einsatz mehrerer Pflegekräfte bewegt werden. Die üblichen Maßnahmen zur Mobilisation gelangen bei extrem übergewichtigen Menschen an ihre Grenzen.
Häufig haben die Betroffenen lange Krankheitsverläufe hinter sich. Sie leiden unter körperlichen und meist auch psychischen Problemen und zögern eine Behandlung oft hinaus. Bei der Aufnahme befinden sie sich meist in einem schlechten Gesundheitszustand, z. B. durch eine eingeschränkte Atemfunktion. Dieser Umstand erschwert die Mobilisation zusätzlich.
Übergewichtige Menschen entwickeln Strategien zum Umgang mit ihrer Körpermasse, z. B. können manche sich über rollende Bewegungen hinsetzen oder über die Bauchlage ins Bett drehen. Pflegende erfragen solche Techniken und Ressourcen, nutzen sie zur Erleichterung ihrer Arbeit und unterstützen die Bestrebungen kontinuierlich.

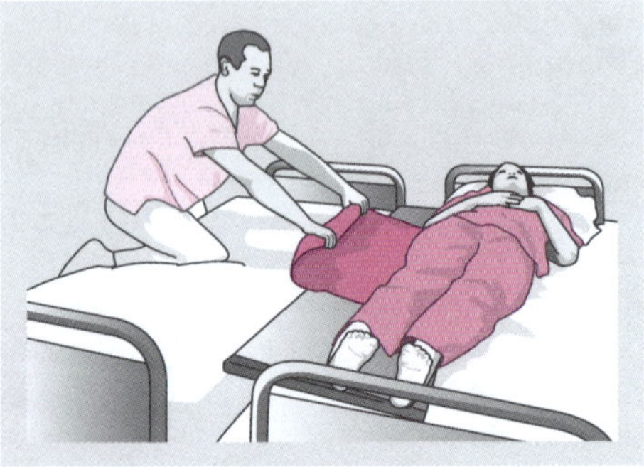

Abb. 3.7 Verwendung eines Rollbretts zum Transfer eines Menschen zwischen zwei Betten. [L138]

Besonders adipöse Menschen benötigen nicht selten angepasste Hilfsmittel, die bei Bedarf auch von Lieferanten für Medizin- und Pflegetechnik geleast werden können. Dazu zählen:

- Lagerungstücher
- Gleitunterlagen (▶ Abb. 3.7)
- Spezialbetten (mit überbreiten und besonders stabilen Rahmen)
- Breite Roll- und Toilettenstühle
- Patientenlifter, z. B. Deckenlifter, die auf höhere Belastungen ausgelegt sind (▶ Kap. 3.3.2).

Wenn es nicht möglich ist, den Betroffenen anzuleiten, seine Massen schrittweise aus eigener Kraft zu verlagern, verwenden Pflegende für die Mobilisation im Bett Lagerungstücher und Gleitunterlagen. Mit Lagerungstüchern vermeiden Pflegekräfte, dass sie ihren Oberkörper unter Belastung vorbeugen müssen und damit ihre Wirbelsäulen übermäßig belasten. Gleitunterlagen lassen sich gut für die Seitwärtsbewegung einzelner Körperteile verwenden.

Reguläre Pflegebetten (▶ Kap. 3.5.1) sind auf eine maximale Belastung von 180 kg ausgelegt. Ab ca. 130 kg Körpergewicht kann ein überbreites Bett erforderlich sein. Diese Spezialbetten für adipöse Menschen verfügen nicht nur über eine besondere Tragekapazität, sondern dienen außerdem durch entsprechende Matratzen und Auflagen der Reduzierung von Druck sowie von Reibungs- und Scherkräften. Die Größe der Auflagefläche ist meist in Breite und Länge variabel. [5]

Merke

Die Mobilisation von schwergewichtigen Patienten sollte in Ruhe und mit ausreichend vielen Pflegenden durchgeführt werden, damit es zu keiner körperlichen Überlastung kommt. Sofern kein Mitglied des Teams damit vertraut ist, kann zur Anleitung (auch für geringfügige Lageveränderungen) ein Experte für Bewegung, z. B. ein Kinästhetik-Trainer, zu Rate gezogen werden.

3.2.5 Unterstützung bei der Fortbewegung

Beim Führen eines bewegungseingeschränkten Menschen achten die Pflegenden darauf, dessen Bewegungsspielraum nicht einzuschränken. Deshalb vermeiden sie das Unterfassen der Achselhöhlen sowie das Umfassen der Schultern, weil beide Haltegriffe die physiologische Armschwingung und damit die Stabilisierung des Gleichgewichts behindern. Vielmehr fassen sie den Betroffenen an Thorax, Becken oder Arm und geben ihm damit einerseits Halt beim Gehen sowie andrerseits genügend Freiraum für seine eigenen Bewegungsabläufe (▶ Abb. 3.8).

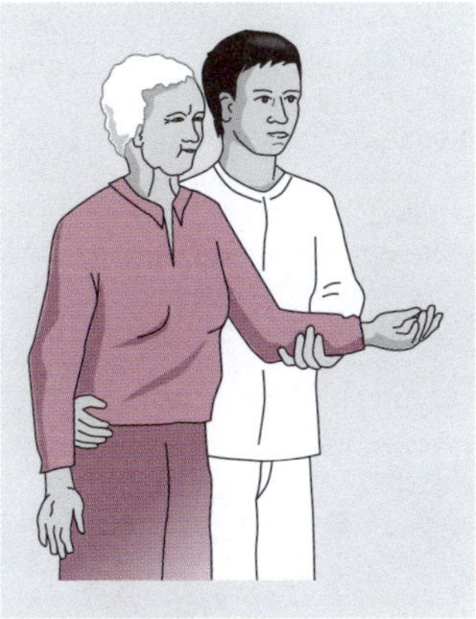

Abb. 3.8 Mögliche Strategie zur Unterstützung beim Gehen. [L157]

Die Führpositionen hängen von der körperlichen Verfassung des Betroffenen ab. Manche bevorzugen, dass die Pflegekraft vor ihnen herläuft und sie an den Händen hält, weil sie sich auf diese Weise visuell besser orientieren können. Andere halten sich am Rollator fest, während die Pflegekraft nur am Becken sichert.

Beispiel:

- Zum Führen eines Pflegebedürftigen befinden sich Schulter und Becken der Pflegekraft etwas hinter dem Becken und der Schulter des Kranken.
- Die Pflegekraft stützt den Betroffenen mit der Hand entweder an seinem rückwärtigen Thorax in Höhe des unteren Rippenbogens oder an seinem Becken.
- Mit der anderen Hand stützt die Pflegekraft Ellbogen, Unterarm oder Handgelenk. Durch Signale am Handgelenk, z. B. leichten Druck, gibt sie die Bewegungsrichtung an; dabei achtet sie darauf, das Handgelenk des Betroffenen in seiner Bewegung nicht zu blockieren.

Es ist meist wenig sinnvoll, einen stürzenden Pflegebedürftigen am Oberkörper festhalten zu wollen. Besser ist es, ihn kontrolliert fallen, d. h., vorsichtig zu Boden sinken zu lassen.

Dazu geht die Pflegekraft schnell hinter ihm in die Hocke, umfasst mit einem Arm seinen Thorax und versucht, ihn über ihren Oberschenkel relativ gefahrlos zu Boden gleiten zu lassen. Der Kopf des Pflegebedürftigen kommt dabei auf den Oberschenkel der Pflegekraft zu liegen und wird auf diese Weise davor bewahrt, auf den Boden zu schlagen. [5]

ACHTUNG

Beim Übergang vom Liegen zum Stehen kommt es zu einer Verlagerung von 400–600 ml Blut in die Beinvenen. Bei der **orthostatischen Dysregulation** reichen die kompensatorischen Mechanismen nicht aus, den Kreislauf konstant zu halten, deshalb droht nach dieser Bewegung ein Kreislaufkollaps. Das Risiko ist insbesondere bei Menschen erhöht, die längere Zeit keine senkrechte Position eingenommen haben.
Pflegende achten während der Mobilisation auf alle Zeichen des Unwohlseins. Dazu gehören: Schwindel, Schwäche, Schummrig- oder Schwarzwerden vor den Augen, verschwommenes Sehen, Müdigkeit, Gähnen; Veränderung der Hautfarbe: Blässe, Zyanose, Flush, Schweißausbruch (Schweiß ist kalt und klebrig), veränderte Atmung.
Wenn diese Probleme auftreten, brechen Pflegende die Mobilisation ab und bringen den Betroffenen in eine weniger anstrengende Lage, z. B. in sitzende oder liegende Position. Ob ein Arzt zurate zu ziehen ist, hängt von der Massivität der auftretenden Zeichen ab. Pflegende benötigen Erfahrung, um diese Notwendigkeit beurteilen zu können. [5]

3.2.6 Mobilisation nach Operationen

Unterschieden wird die Mobilisation am Operationstag (*Sofortmobilisation*) von der Mobilisation am ersten postoperativen Tag (*Frühmobilisation*). Pflegende beachten Folgendes (▶ Kap. 4.9):

- Sind bei der Mobilisation starke Schmerzen zu erwarten oder hat der Betroffene bei vorangegangenen Mobilisationsversuchen über starke Schmerzen geklagt, fragen sie den Arzt nach einer Anordnung geeigneter Schmerzmittel und verabreichen das Präparat rechtzeitig vor dem Beginn der Maßnahme. Nach der Schmerzmittelgabe achten sie besonders sorgfältig auf Zeichen einer Kreislaufdysregulation (z. B. Blutdruckabfall), da viele Schmerzmittel kreislaufdepressiv wirken.
- Vor der Mobilisation kontrollieren Pflegende die Vitalzeichen.
- Sonden, Katheter und Drainagen sind sorgfältig gegen Herabfallen und versehentliches Herausziehen zu sichern.

Eine Mobilisation nach kinästhetischen Prinzipien (▶ Kap. 2.1.1) erleichtert dem Betroffenen das Aufstehen.
Wegen des Risikos einer *orthostatischen Dysregulation* (siehe Achtung-Kasten oben) gehen Pflegende bei der Mobilisation schrittweise vor:

- Zuerst den Kreislauf des Betroffenen im Bett anregen, z. B. Füße bei ausgestreckten Beinen kreisen lassen oder mit aufgestellten Beinen Füße abwechselnd anziehen und ausstrecken lassen.
- Im nächsten Schritt den Kranken an der Bettkante sitzen lassen. Insbesondere nach Eingriffen an Thorax oder Abdomen den Betroffenen **en-bloc** (*als Ganzes*) aufrichten, um zu verhindern, dass die Operationswunde unter Spannung gerät. Während des Aufrichtens mit den Handflächen einen leichten Gegendruck auf die Wunde ausüben las-

sen. Dies entlastet den Wundverschluss zusätzlich und vermindert Schmerzen. Den Betroffenen dann kurz an der Bettkante sitzen lassen, ihn auffordern, tief ein- und auszuatmen.

- Erkrankten aufstehen und auf der Stelle treten, wenn möglich auch einige Schritte gehen lassen. Stehen allein wirkt ungünstig, denn dabei versackt das Blut durch die in Ruhe fehlende Muskelpumpe in den Beinen.

Während der Mobilisation messen Pflegende intermittierend den Puls (leicht durch einen Griff an das Handgelenk möglich), beobachten die Atmung und fragen nach dem Befinden.

Treten während der Mobilisation Beschwerden auf (z. B. Kreislaufprobleme mit Schwindel, Übelkeit und Schweißausbruch), unterbrechen Pflegende die Mobilisation und bringen den Pflegebedürftigen zügig ins Bett. Nach der Mobilisation kontrollieren Pflegende nochmals die Vitalzeichen.

Darf der Betroffene das Bett noch nicht verlassen, dienen folgende Maßnahmen der Bewegungsförderung und Kreislaufanregung:

- Aktive oder passive Bewegungsübungen im Bett
- Isometrische Spannungsübungen
- Atemübungen

Beispielhafte Darstellung einer postoperativen Mobilisation nach kinästhetischen Prinzipien (▶ Kap. 2.1):

- Die Pflegekraft bringt das Bett auf die geeignete Arbeitshöhe (entspricht meist etwa der Höhe ihrer Hüfte).
- Unterstützung der Bewegung am Becken, das vom Betroffenen selbst kurz angehoben wird.
- Kontaktimpuls am linken Oberschenkel setzen. Der Betroffene konzentriert sich auf den Kontaktpunkt, die Drehrichtung wird vor der Bewegung geklärt.
- Die Unterschenkel des Erkrankten gehen über den Rand der Matratze hinaus. Ihr Eigengewicht hilft dem Betroffenen, eine sitzende Position zu erreichen.

  Beim Aufsetzen drückt der Erkrankte sich mit den Armen ab. Die Pflegekraft führt, steuert, reguliert und unterstützt die Bewegung.
- Die Pflegekraft unterstützt den Betroffenen bei der schrittweisen Annäherung an den Bettrand, das durch abwechselndes Verschieben der Sitzbeine geschieht (*Konzept menschliche Funktionen*).
- Die Pflegekraft gibt beim Aufstehen die Richtung vor.
- Pflegekraft und Erkrankter vollziehen beim Aufstehen gleichzeitig eine gleichgerichtete Beweguung (*Konzept Interaktion*). Der Betroffene kann durch diese Erfahrung am Bewegungsmuster der Pflegenden eine geeignete Strategie erfahren, die seinen Möglichkeiten angepasst ist. [7]

3.3 Hilfsmittel für die Mobilisation

3.3.1 Pflegebett

Das **Pflegebett** ist für den bettlägerigen Menschen Ruhe- und Schlafstätte, Ess- und Wohnzimmer und in manchen Fällen auch Badezimmer, Toilette sowie die einzige Umgebung für Beschäftigung. Von hier nimmt der Erkrankte an seiner sozialen Umwelt teil und begegnet Angehörigen, Besuchern, Pflegenden und Ärzten. Er hat nicht die Möglichkeit, sich von diesem Ort zurückzuziehen und ist in hohem Maße davon abhängig, dass die Bezugspersonen seine Intimsphäre wahren.

Das Pflegebett muss sowohl die Bedürfnisse des Betroffenen erfüllen als auch den Anforderungen der Pflegenden für gesundes Arbeiten gerecht werden (▶ Abb. 3.9). [5]

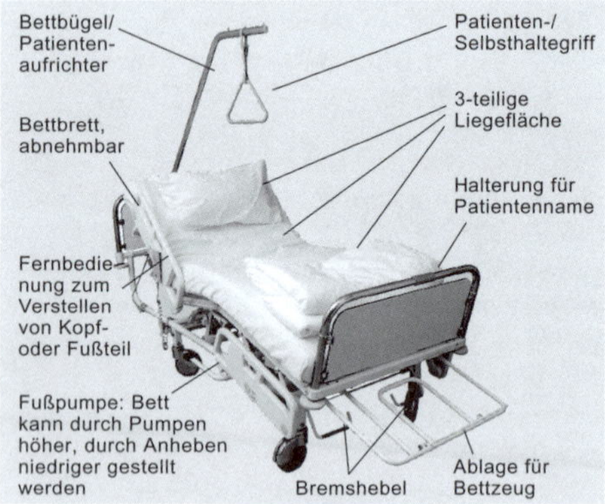

Abb. 3.9 Pflegebett mit seinen Bestandteilen. [K115]

Physiologischer Bettknick

Ein an die Körpermaße des Menschen angepasstes Pflegebett (▶ Abb. 3.10) hat ein gleich großes Kopf- wie Fußende. So kann die Beugung des Körpers in Höhe des Hüftgelenks stattfinden, und der gesamte Rücken wird gut unterstützt. Dadurch hat der Kranke mehr Bewegungsfreiheit, atmet besser durch und rutscht nicht Richtung Fußende.

Die erhältlichen Betten erfüllen diese Forderungen jedoch nicht durchgängig. So ist es nach wie vor üblich, dass Verlängerungen für besonders große Menschen lediglich an der Fußseite stattfinden. Tatsächlich wäre in den meisten Fällen eine Erweiterung Richtung Kopf notwendig, weil bei einer sachgerechten Stellung der Hüfte über dem Knick des Lattenrosts eher der kopfwärts weisende Teil zu kurz ist und der Kopf ggf. nicht mehr vollständig auf der Matratze ruht. [5]

Standardausstattung

Zur sachgerechten **Standardausstattung** von Pflegebetten gehören:

- Matratze (in einer Ausführung, die den jeweiligen Erfordernissen angepasst ist)
- Wasserdampfdurchlässiger aber wasserabweisender Matratzenschoner
- Bettlaken, Stecklaken, ein großes und ein kleines Kopfkissen, eine Bettdecke.

Merke

Das **Stecklaken** (*Querlaken, Durchzug*) wird meist nicht mehr routinemäßig verwendet, weil

- es keinen ausreichenden Matratzenschutz bei Inkontinenz bietet,
- der Auflagedruck des Betroffenen auf der Matratze und die Faltenneigung mit jeder zusätzlichen Unterlage steigt,
- der Verzicht Kosten spart.

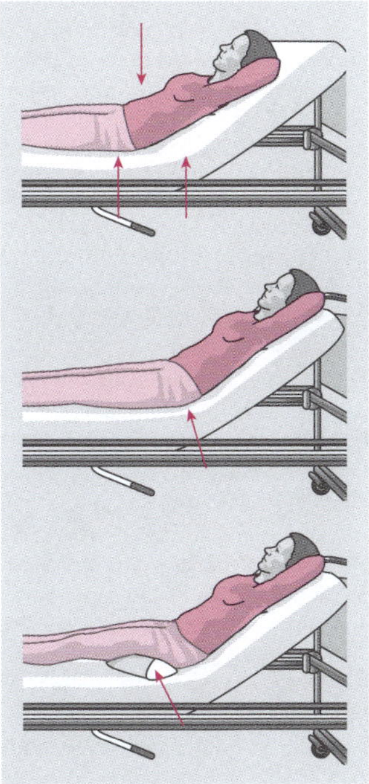

Abb. 3.10 Richtige und falsche Position der Hüfte im Verhältnis zum Bettknick. [L138]

Hilfsmittel, die bei Bedarf angebracht werden können, sind:

- Verschiedene Halter, z. B. für Infusionen (am Bettbügel), Urinflaschen, Handtücher und Gehhilfen.
- Bettgitter. Das Anbringen von Bettgittern ersetzt nicht die Überwachung unruhiger oder verwirrter Menschen, da es möglich ist, dass sie über die Gitter klettern und sich dabei verletzen. Außerdem bedürfen beidseitig angebrachte Bettgitter der Einwilligung des Betroffenen bzw. einer Arztanordnung.
- Bei Betten mit Elektromotor eine Steuerungseinheit, mit der der Betroffene selbstständig die Bettebenen einstellen kann.
- Trittstufe für kleine Patienten. [5]

ACHTUNG

Bettgitter, die an beiden Seiten der Matratze angebracht sind, stellen eine freiheitsentziehende Maßnahme nach § 239 Strafgesetzbuch dar. Sie sind rechtlich nur zulässig, wenn der Betroffene zugestimmt hat, Gefahr im Verzuge ist oder wenn es einen richterlichen Beschluss darüber gibt. Für Menschen in psychiatrischen Einrichtungen gibt es besondere Regelungen im Unterbringungs-Gesetz. Die Sicherung eines Menschen gegen das Herausfallen aus dem Bett mithilfe eines Bettgitters auf nur einer Bettseite fällt nicht unter diese Bestimmung und gilt deshalb nicht als freiheitsentziehende Maßnahme.

Matratze

Ist die **Matratze** im Pflegebett zu weich oder zu hart, entwickeln viele bettlägerige Menschen Rückenprobleme und Verspannungen, deren Folge häufig Kopfschmerzen sind. Klagen Betroffene über eine zu harte Unterlage, sollte diese ausgetauscht werden.
Die ideale Matratze ist auf die Körperformen und das Gewicht des darauf liegenden Menschen eingerichtet. Eine an den Körper des Erkrankten korrekt angepasste Matratze mindert die Gefahr von Rückenproblemen und Druckulzera. Für schlanke, leichtgewichtige Menschen eignen sich eher weiche Matratzen, bei adipösen Pflegebedürftigen oder Menschen mit Bandscheibenproblemen ist eher eine festere Unterlage angezeigt.
Die Industrie stellt zahlreiche Spezialmatratzen, z. B. aus atmungsaktivem Schaumstoff zur Dekubitusprophylaxe, zur Verfügung. Pflegende wählen aus dem Angebot das individuell passende Produkt aus. [5]

Spezialbetten

Spezialbetten werden z. B. zur therapeutischen Lagerung, z. B. Herzbettlage und Dekubitusprophylaxe (▶ Kap. 4.2), eingesetzt. Sie unterscheiden sich erheblich in Wirkung, Anwendung und Wartung. Meist verfügen lediglich Intensivstationen oder Fachkliniken, z. B. Querschnittszentren oder Zentren für Brandverletzte, über den Zugang zu solchen Betten, da sie in der Anschaffung sehr teuer sind. Besteht kein regelmäßiger Bedarf, ist es kostengünstiger, diese Betten zu mieten. Da auch die Mietkosten nicht unbeträchtlich sind, ist die Indikation sorgfältig zu stellen. [5]

3.3.2 Hilfsmittel für den Transfer

Definition

Orthopädietechniker: Spezialisierte Handwerker, die konservativ oder operativ behandelte Menschen mit orthopädischen Hilfsmitteln aus eigener Herstellung bzw. nach individueller Anpassung versorgen.
Hilfsmittel: Körperersatzstücke, orthopädische oder andere Geräte zum Ausgleich oder zur Vorbeugung einer Behinderung oder zur Sicherung einer Heilbehandlung (Definition der gesetzlichen Sozialversicherung).

Zu den **Hilfsmitteln** zur Bewegungsförderung gehören z. B. Gehhilfen (Prothesen, Orthesen, Gehstöcke, Gehwagen) und Rollstühle.
Der Arzt verordnet das jeweils notwendige Hilfsmittel. Diese Verordnung gelangt zusammen mit einem Kostenvoranschlag des Leistungserbringers, z. B. des Sanitätshauses, zur Krankenkasse. Diese genehmigt das Hilfsmittel (oder auch nicht). Ist ein Hilfsmittel nur für einen befristeten Zeitraum erforderlich, kann es auch ausgeliehen werden.

Rollbrett

Das **Rollbrett** ist ein Hilfsmittel für den seitlichen Transfer bewegungsunfähiger Menschen in liegender Position zwischen zwei ungefähr gleich hohen Ebenen – also etwa zwischen zwei Betten oder einer (Transport-) Liege und einem Bett.
Rollbretter sind in verschiedenen Ausführungen erhältlich. Sie können aus Walzen bestehen, die fest miteinander verbunden und von einer desinfizierbaren Hülle umgeben sind. Häufig bestehen die Bretter aber aus einem etwa 2 cm starken, flexiblen Kunststoff, der mit reibungsarmen Oberflächen (z. B. aus Kunstfasertextilien) versehen ist. Das Brett wird von einer weiteren textilen Hülle umspannt. Diese Hülle verschiebt sich ohne erhebliche Reibungeverluste auf den Oberblächen des Bretts. Die Rollbretter sind in verschiedenen Längen und Breiten erhältlich. Bretter, die etwa 2 m. lang sind und deshalb den gesamten Körper des Betroffenen unterlagern, sind meist mit einem Knick an der Hälfte der Länge versehen, sodass sie sich unaufwändig transportieren und lagern lassen. Leichter zu benutzen sind kürzere Rollbretter, die lediglich den Oberkörper des Betroffenen zwischen Schulterpartie und Hüfte unterlagern.
Anwendung:

- Der Betroffene liegt in der Ausgangsposition flach auf dem Rücken.
- Eine Pflegekraft stellt sich an die Körperseite, die der geplanten Bewegungsrichtung gegenüberliegt.
- Diese Pflegekraft stellt das von ihr entfernt befindliche Bein des Betroffenen auf und dreht den Betroffenen zu sich in die Seitenlage.
- Das Rollbrett zur Hälfte (von der Längsachse des Körpers aus betrachtet etwa bis zur Wirbelsäule) unter den Betroffenen legen. Das Rollbrett bedeckt den Spalt zwischen den beiden Ebenen. Diese Ebenen sollten maximal eine Höhendifferenz von 10 cm aufweisen. Das Einlegen des Bretts kann durch die unterstützende Pflegekraft oder einen weiteren Helfer von der anderen Seite aus erfolgen.
- Betroffenen zurück in die Rückenposition bringen. Nun liegt er zur Hälfte auf dem Rollbrett.
- Betroffenen mittels Kontakt an Hüfte und Schulter auf die andere Ebene schieben. Es kann notwendig sein, den Kopf separat zu sichern, z. B. bei Menschen mit Wirbelsäulenverletzungen.
- Betroffenen auf die oben beschriebene Weise in die Richtung des Transfers auf die Seite drehen und das Rollbrett entfernen.

- Betroffenen in die gwünschte Lage bringen und das Rollbrett ggf. desinfizieren. Dies ist insbesondere notwendig, wenn das Hilfsmittel bei verschiedenen Menschen zur Anwendung kommt, wie es z. B. im Krankenhaus oder stationären Pflegeeinrichtungen üblicherweise der Fall ist.

Merke

Gleitmatten funktionieren nach einem ähnlichen Prinzip wie Rollbretter, sind aber flexibler einsetzbar und aufgrund ihrer geringen Packmaße leichter zu transportieren und zu lagern. Sie bestehen aus einem desinfizierbaren Material, das als Schlauch gearbeitet ist. Flach gefaltet messen Gleitmatten etwa 50 cm bis 1 m Breite. Sie können bis 2 m lang sein. Zum Transfer drehen Pflegende die Betroffenen auf die Seite. Sie falten die Gleitmatte zu etwa einem Drittel nach unten um und legen die Kante an den auf der Unterlage ruhenden Teil der Rückenseite des Liegenden an. Dann drehen sie den Betroffenen auf den Rücken und ziehen das nach unten gefaltete Drittel der Matte zu ihrer Seite heraus. Damit liegt der Betroffene auf einer Unterlage, mit deren Hilfe er sich sowohl seitlich, als auch Richtung Kopf leicht verschieben lässt. Die Gleitmatte kann durch schrägen Zug (abwechselnd Richtung Kopf und Richtung Fuß) problemlos zu einer Seite unter dem Körper des liegenden Menschen herausgezogen werden, ohne dass es notwendig wäre, ihn erneut in Seitenlage zu bringen.

Rutschfeste Unterlage

Rutschfeste Unterlagen sind in verschiedenen Ausführungen erhältlich. Es gibt sie als gebrauchsfertige Matten von etwa 50 cm Kantenlänge oder als Rollenware, aus der sich die benötigte Größe problemlos mit der Schere zurechtschneiden lässt.

Die Einsatzmöglichkeiten der Unterlagen sind vielfältig. Sie werden z. B. verwendet, um Menschen mit Bewegungseinschränkungen der Arme (etwa nach einem Schlaganfall oder bei anderen neurologischen Erkrankungen) das sichere Hantieren während der Nahrungsaufnahme zu gewährleisten. In diesem Fall dienen sie z. B. dazu, ein Schneidbrett sicher auf dem Tisch zu platzieren.

Viele bettlägerige Menschen mit verringerter Muskelkraft sind vor allem gehandicapt, weil sie die Kraft ihrer Beine nicht optimal einsetzen können. Die Haut der Fußsohlen oder auch die Textilien, aus denen Socken gefertigt sind, verrutschen leicht auf den Bettlaken. Zur Unterstützung dienen in solchen Fällen rutschfeste Unterlagen, auf denen die Betroffenen ihre Füße Platzieren. Dann können sie ausgehend von diesem sicheren Stand ihren Oberkörper auch mithilfe der Beinmuskulatur in neue Positionen bringen. Dies erleichtert auch Pflegenden die Arbeit, weil sie das Körpergewicht nicht vollständig allein tragen müssen.

Rutschfeste Unterlagen bestehen aus flexiblem Kunststoff, deren Oberflächen beidseits die für Gummi typischen, haftenden Eigenschaften aufweisen.
Das Material sollte leicht zu reinigen und unempfindlich gegen Desinfektionsmittel sein. Dies ist besonders wichtig, wenn Pflegende das Hilfsmittel bei verschiedenen pflegebedürftigen Menschen einsetzen.

Lifter

Die Industrie stellt sehr verschiedenartige **Lifter** zur Verfügung, die jeweils unterschiedlich zu bedienen sind. Vom Konstruktionsaufbau her verfügen alle jedoch über folgende Bestandteile:

- Hebearm
- Drehbügel oder Triangel
- Gurtsysteme (zweiteilig als Rücken- und Sitzgurt oder mehrteilig mit Kopf- und Beingurt)
- Tragetücher oder Spezialgurte (z. B. Toilettengurt) sowie verstell- und arretierbare Fahrrahmen

Ein Lifter lässt sich nur einsetzen, wenn das Zimmer genügend Raum bietet. Mögliche Anwendungen sind:

- Anheben und Umlagern des Erkrankten, z. B. während des Bettenmachens
- Transfer des Betroffenen zum Stuhl, Sessel, Toilette oder in die Badewanne

Vor der Anwendung machen sich die Pflegenden mit den technischen Funktionen des Geräts vertraut, um eine fachgerechte und sichere Bedienung gewährleisten zu können. Dazu lesen sie die dem Gerät beiliegende Gebrauchsanweisung gründlich und lassen sich ggf. von Kollegen einweisen. Erst wenn sie sich im Umgang mit dem Gerät wirklich sicher fühlen, verwenden sie es selbstständig. Zusätzlich achten sie darauf, die vom Hersteller vorgeschriebenen technischen Wartungsintervalle sowie bei der Reinigung die Erfordernisse der Hygiene einzuhalten.
Eine spezielle Lifterform ist der höhenverstellbare Sitz für die Badewanne (▶ Abb. 3.11). Dieses Hilfsmittel ermöglicht es pflegebedürftigen Menschen, den Badewannenrand leichter zu überwinden und sich von dem meist sehr niedrigen Niveau des Wannenbodens auf den eines Stuhls zu erheben. [7]

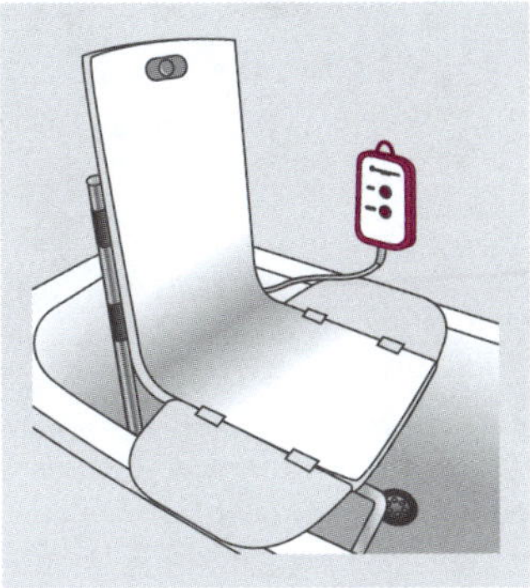

Abb. 3.11 Badewannenlifter. [L138]

3.3.3 Rollstuhl

Der **Rollstuhl** (▶ Abb. 3.12) ist mehr als eine reine Mobilisationshilfe, denn er eröffnet gehbehinderten Menschen ein hohes Maß an Fortbewegungsmöglichkeit und erlaubt ihnen dadurch die Teilnahme am gesellschaftlichen Leben.

3

Je nach dem persönlichen Bedarf, der Verwendung, der Art der Körperbehinderung oder Einschränkung, dem Körpergewicht und dem Alter des Nutzers stehen unterschiedliche Ausführungen zur Verfügung, z. B. Kinderrollstühle, Aktiv-/Sportrollstühle, Standardrollstühle (Faltrollstuhl), Elektrorollstühle, Rollstühle mit mechanischem Handantrieb oder mit Sondersteuerungsantrieb (z. B. Kinn- oder Fußsteuerung) sowie Rollstühle mit Sitzschalen, die an die Bedürfnisse und die Körperhaltung des Betroffenen angepasst werden.

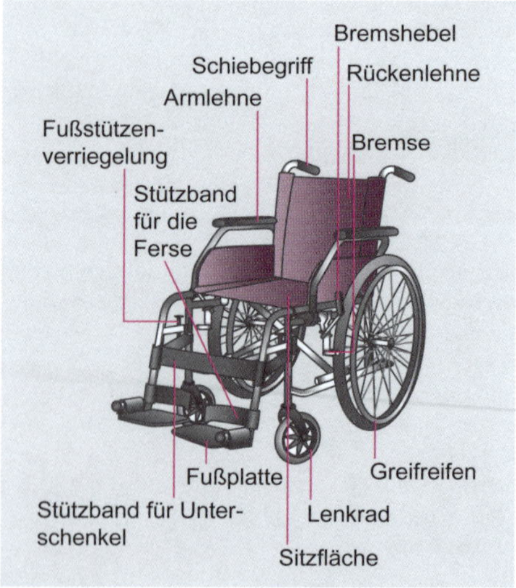

Abb. 3.12 Rollstuhl mit seinen Bestandteilen. [L138]

Sonderformen sind z. B. der Schiebewagen (häufig für den Patiententransport in Kliniken genutzt) und der Dusch- oder Toilettenstuhl. Im Umgang mit Menschen, die einen Rollstuhl nutzen, sind folgende Punkte zu beachten:

- Pflegende achten darauf, dass sie sich z B. bei einem Gespräch möglichst auf gleicher Höhe mit dem Rollstuhlfahrer befinden, sodass er nicht zu ihnen hinaufblicken muss.
- Die Fußstützen müssen vor dem Aufstehen des Fahrers unbedingt hochgeklappt werden; bei vielen Modellen kommt es sonst aufgrund der Schwerpunktverlagerung zum Vornüberkippen des Stuhls und somit zum Sturz des Sitzenden.

- Der Rollstuhl sollte eine stabile und gerade Rückenlehne haben, um eine aufrechte Sitzposition zu ermöglichen. Je nach Bedarf (z. B. bei Kleinkindern) sollte es die Rückenlehne aber auch ermöglichen, dass der Fahrer im Rollstuhl liegen kann.
- Die Sitzfläche sollte so breit sein, dass der Nutzer ausreichend Platz und Bewegungsfreiheit hat.
- Um das Abschnüren von Blutgefäßen und die Entstehung von Thrombosen zu verhindern, sitzt der Nutzer mit der gesamten Länge der Oberschenkel auf der Sitzfläche.
- Die meisten Rollstühle sind mit luftgefüllten Reifen ausgestattet. Ein mangelnder Luftdruck erschwert das Manövrieren. Deshalb achten Pflegende grundsätzlich darauf, dass die Reifen prall (ähnlich wie Fahrradreifen) gefüllt sind.
- Vor jeder Mobilisation eines Rollstuhlfahrers aus dem Hilfsmittel müssen die Bremsen angezogen sein, die an den Hinterreifen angebracht sind und ein Wegrollen verhindern.

Besteht die Gefahr, dass Betroffene aus dem Rollstuhl fallen könnten, ist es möglich, den Oberkörper mit Gurten zu sichern. Dies geschieht nach Absprache mit den Betroffenen, seinen Angehörigen und dem Arzt. Die entsprechende Vorrichtung können Medizintechniker an nahezu allen Rollstuhlmodellen nachrüsten. Die Beauftragung der Fachleute stellt sicher, dass das Gurtsystem den körperlichen Bedingungen angemessen und risikofrei benutzbar ist.
Können Erwachsene selbst nicht rechtskräftig einwilligen, ist eine richterliche Genehmigung für diese Form der Bewegungseinschränkung einzuholen.
Menschen mit fehlender Kopfkontrolle benötigen eine gepolsterte Kopfstütze am Rollstuhl.

Merke

Über hohe Schwellen fährt man mit einem Rollstuhl nicht vorwärts, sondern rückwärts. Dies verhindert die Gefahr des Herausfallens.

3.3.4 Gehhilfen

Es gibt eine Fülle von Hilfsmitteln, um die Mobilisation sowohl für den Erkrankten als auch für die Pflegenden zu erleichtern oder überhaupt erst zu ermöglichen. Die Entscheidung für ein bestimmtes Hilfsmittel wird nach verschiedenen Kriterien getroffen. Es soll unter anderem

- Sicherheit bieten,
- Selbstständigkeit fördern,
- einfach zu bedienen sein,
- dem Zustand des Erkrankten angepasst sein.

Ein Gehwagen sollte z. B. leicht rollen und über eine sichere Bremse verfügen. Um eine Gewöhnung an das Hilfsmittel zu vermeiden, weil es letztlich die weitere Genesung des Erkrankten blockieren kann, ist die Notwendigkeit zum Einsatz dieser Produkte regelmäßig zu überprüfen (Pflegeplanung ▶ Kap. 3). Bei fortschreitender Genesung ermutigen die Pflegenden den Erkrankten in Absprache mit dem Arzt und den Physiotherapeuten, beim Gehen nach und nach auf das gewohnte Hilfsmittel zu verzichten.

Merke

Für die Mobilisationshilfen gilt – wie für alle medizinisch-technischen Geräte – das Medizinproduktegesetz (MPG).

Gehhilfen werden bei Menschen eingesetzt, die ihre Beine z.B. nach einer Fraktur nicht belasten dürfen oder unsicher gehen, etwa im Alter oder nach einer Lähmung. Es gibt viele unterschiedliche Gehhilfen. Die Produktpalette reicht von einfachen Gehstöcken über Vier-Punkt- und Unterarmgehstützen bis hin zu starren, fahrbaren und beweglichen Gestellen.
Gehhilfen werden der jeweiligen Körpergröße des Erkrankten angepasst. Bei ihrer Benutzung hält der Betroffene sein Becken gerade. Sein Gang sollte aufrecht und entspannt sein. Häufig eingesetzte Gehhilfen:

- Gehbock
- Gehstützen, Gehstöcke
- Eulenburg-Gehwagen
- Rollator
- Deltarad
- Gehbock

Den Gehbock (*Gehgestell*) gibt es als starre oder bewegliche Ausführung. Sein Gebrauch erfordert ausreichend Kraft in den Armen, um die Gehhilfe voranzustellen und sich zu stützen. Die starre Ausführung eignet sich für Menschen mit unsicherem Gang bzw. eingeschränkter Beweglichkeit des Oberkörpers. Der Nutzer stellt den Gehbock ein Stück voran und geht dann, auf ihn gestützt, die entsprechende Strecke nach vorn.
Bei der beweglichen (Reziprokal-)Gehhilfe, deren Gestell über Gelenke miteinander verbunden ist, schiebt der Nutzer abwechselnd die eine oder andere Seite vor. Dies ermöglicht einen versetzten, wechselseitigen (reziproken) Gang. Der Bewegungsablauf ist physiologischer als beim starren Gehbock. [5]

Gehstöcke

Voraussetzung für den Einsatz der zahlreichen **Gehstöcke** ist, dass die Erkrankten geschult werden, bevor sie die Hilfsmittel benutzen. Pflegende überprüfen bei den Gehstöcken die Qualität der rutschhemmenden Gummikappe am unteren Ende in regelmäßigen Intervallen.
Im Handel sind verschiedene Gehstöcke erhältlich, von denen einige die Kraft auf lediglich einen weiteren Punkt zusätzlich zu den Füßen verlagern:

- **Fritz- oder Derby-Gehstock.** Sie verfügen über einen geschwungenen Griff. Er ist der anatomischen Handhaltung entsprechend gestaltet und unterstützt die Handwurzelknochen relativ breitflächig. Diese Stöcke sind in faltbaren und höhenverstellbaren Varianten erhältlich, können aber auch von Orthopädietechnikern auf die individuellen Körpermaße angepasst werden.

- **Fischer-Gehstock.** Er zeichnet sich durch ein ergonomisch geformtes, breites Griffstück aus, das passend für die rechte oder linke Hand ausgebildet sein kann. Damit verteilt sich der Druck auf einen größeren Teil der Handinnenfläche. Auch dieser Stock ist faltbar, höhenverstellbar bzw. maßgefertigt erhältlich.
- **Arthritis-Gehstütze.** Diese Form des Gehstocks berücksichtigt in besonderer Weise die verringerte Gelenkstabilität von Menschen mit rheumatischen Erkrankungen. Sie sind nicht in der Lage, Teile ihres Körpergewichts über längere Zeit mit den Handgelenken abzufedern. Deshalb ermöglicht diese Gehhilfe, den Unterarm bzw. den Ellenbogen auf ein waagerecht angeordnetes Polster zu stützen. Die Betroffenen steuern die Bewegung der Gehhilfe mit einem gepolsterten Griff, den sie mit allen Fingern umfassen.

ACHTUNG

Im Winter stellt das Gehen auf vereisten Flächen für Nutzer von Gehhilfen ein besonderes Risiko dar. Die herkömmlichen Gummikappen an den Enden der Gehstöcke gleiten rasch auf eisigen Flächen aus. Dann geraten die Betroffenen innerhalb von Augenblicken aus der Balance und sind (auch aufgrund der eingeschränkten Fähigkeiten zum Einsatz von Schutzreaktionen) stark verletzungsgefährdet. Deshalb ist es unbedingt geraten, die Gehhilfen im Winter mit **Spikes** zu versehen. Dabei handelt es sich um Metallspitzen, die in das Material der Kappen oder Reifen eingearbeitet sind und ein erhöhtes Maß Stand- und Manövrierfähigkeit gewährleisten.

Relativ sicher ist der Einsatz eines **Vierpunktgehstocks**, da er aufgrund seiner vier Aufstützpunkte eine gute Standsicherheit gewährleistet. Nachteilig ist, dass solche Stöcke schwerer und im Gebrauch umständlicher sind als ein einfacher Gehstock (siehe oben).

Der Vorteil von **Unterarmgehstützen** (▶ Abb. 3.13) ist die flexible Nutzbarkeit für alle Formen der Be- und Entlastung (Entlastung, Teil- oder Vollbelastung). Unterarmgehstützen weisen eine Verlängerung des Handgriffs auf, die bis in die Nähe des Ellenbogens reicht und dort in einer u-förmigen Schale endet, in die der Nutzer seinen Unterarm legt. Dadurch verbessert sich die Führungssicherheit. Das Gewicht, die auf den Armen und der Gehhilfe lastet, verteilt sich besser. Voraussetzung für den Gebrauch der Unterarmgehstütze ist, dass der Betroffene über ausreichende Gleichgewichts- und Koordinationsfähigkeiten sowie eine angemessene Stabilität des Rumpfes und Kraft in den Armen verfügt. Die entsprechende Gangschulung mit Unterarmgehstützen sowie die exakte Einstellung der Länge dieser Gehhilfen fallen in den Kompetenzbereich der Physiotherapeuten. Die Pflegenden achten aber ebenfalls darauf. Sie kontrollieren z. B. ob der Handgriff auf Höhe des Handgelenks (Handknöchel) eingestellt ist und sich die Unterarmstütze ca. 3–4 Fingerbreiten unter dem Ellenbogen befindet. [5]

Achselstützen verteilen das Gewicht während des Gehens ebenfalls auf verschiedene Partien des Oberkörpers. Sie sind so eingestellt, dass der Benutzer sich einerseits mit den Händen auf Griffen abstützen kann und andrerseits einen Teil des Gewichts auf Polter verlagert, die unter den Achseln ruhen. Die Technik der Anwendung hängt von der jeweiligen Bewegungeeinschränkung ab. Diese Stützen können im Rhythmus der Schritte, parallel zu jedem nach vorn gesetzten Fuß bewegt werden, oder sie entlasten beide Beine während der Schritte vollständig. Dazu setzt der Benutzer die Stützen parallel auf und schwingt seinen Körper dann für den Schritt zwischen den Stützen hindurch nach vorn. In diesem Fall ist es notwendig, dass die Beine genügend Stabilität aufweisen, um das Körpergewicht während der Vorwärtsbewegung der Stützen zu balancieren.

Gehen mit oder ohne Belastung

Zweipunktgang. Wenn das operierte Bein nicht belastet werden darf:

- Beide Unterarmgehstützen nach vorn stellen.
- Operiertes Bein unbelastet nach vorn.
- Schritt mit dem gesunden Bein nach vorn.
- Operiertes Bein bleibt „in der Luft", Funktion übernehmen die Gehstützen.

Dreipunktgang. Wenn das erkrankte Bein teilweise belastet werden darf:

- Beide Unterarmgehstützen nach vorn stellen.
- Operiertes Bein nach vorn, abrollen nur mit Sohlenkontakt oder angeordneter Belastung (▶ Abb. 3.13).
- Schritt mit dem gesunden Bein nach vorn.

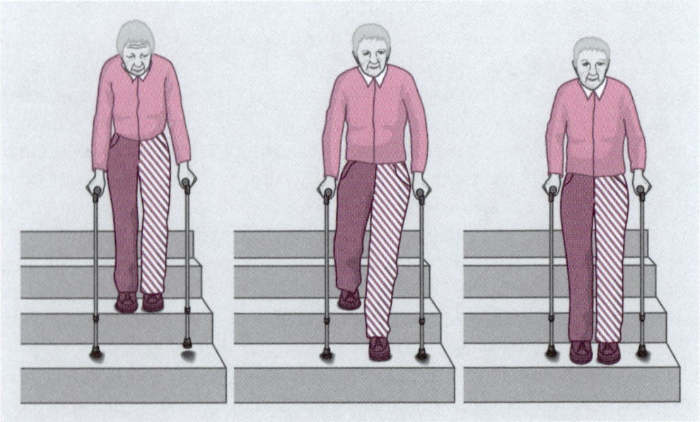

Abb. 3.13 Verwendung von Unterarmgehstützen auf einer Treppe im Dreipunktgang bei Teilbelastungsfähigkeit des betroffenen Beins. [L138]

Vierpunktgang. Wenn beide Beine belastet werden dürfen:
- Rechte Unterarmgehstütze und linkes Bein nach vorn bringen.
- Linke Unterarmgehstütze und rechtes Bein nach vorn bringen.

Eulenburg-Gehwagen

Der **Eulenburg-Gehwagen** dient der Unterstützung des Gehens bei allen Be- und Entlastungsstufen (z. B. Totalentlastung, Voll-/Teilbelastung, unbelasteter Fußsohlendruck) und wird bei älteren, gangunsicheren Menschen eingesetzt. Er vermittelt dem Benutzer ein relativ hohes Sicherheitsgefühl, schränkt aber seine Selbstständigkeit deutlich ein. Beim Gehen hält sich der Benutzer mit beiden Händen am Gestell fest und schiebt es mit jedem Schritt vor sich her. Dieser Gehwagen ist so ausgelegt, dass er die Anwender zusätzlich unter den Armen durch ein Achselpolster stützt. Die Benutzung erfordert jedoch viel Kraft in Armen und Schultergürtel, um sich aufrecht zu halten und die Beine vorwärts zu bewegen. Dabei besteht die Gefahr, den Schultergürtel zu überlasten. Durch das Aufstützen auf den Achselpolstern können auch Nervenläsionen und Durchblutungsstörungen der Arme entstehen. Darum sollten die Erkrankten beim Gehen mit diesem Hilfsmittel öfter eine kurze Pause einlegen, um die Durchblutung wieder zu gewährleisten. [5]

Rollator

Der **Rollator** ist ein Gehwagen und setzt Kraft zum Stützen, Stehen und Gehen voraus (▶ Abb. 3.14). Die Fähigkeit, die Arme koordiniert zu bewegen sowie das Körpergleichgewicht zu halten, muss nicht unbedingt voll ausgeprägt sein. Rollatoren finden häufig Anwendung bei Menschen, denen das Gehen mit Unterarmstützen nicht möglich ist. Der Rollator ist einfach zu schieben und ermöglicht aufgrund der Gummigriffe am stabilen Teil des Gestells ein sicheres Abstützen. Darüber hinaus sind Rollatoren ganz überwiegend mit Bremshebeln ausgestattet. Sie erhöhen die Sicherheit zusätzlich, weil die Nutzer ein unbeabsichtigtes Entgleiten des Wagens durch das Loslassen der Bremse sofort unterbinden können. [5]

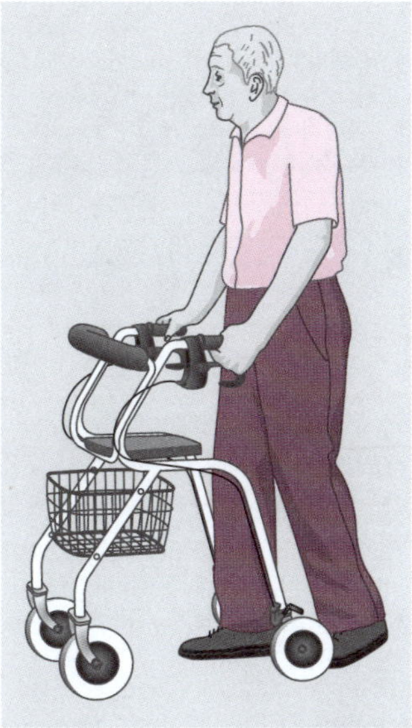

Abb. 3.14 Gehen mit dem Rollator. [L138]

Delta-Gehrad

Das **Delta-Gehrad** ist ein Gehwagen mit drei, aus Sicherheitsgründen vorzugsweise vier Rädern. Für den sicheren Gebrauch muss der Benutzer fähig sein, selbstständig zu stehen, und seine Gangunsicherheit sollte nicht zu ausgeprägt sein. Das Delta-Gehrad wird häufig bei älteren Menschen eingesetzt. Bei seiner Handhabung achten die Pflegenden darauf, dass sich das Gerät leicht schieben lässt und die Bremsen leicht zu bedienen sind. [5]

Orthesen

Definition

Orthese: Hilfsmittel zum Ausgleich fehlender Funktionen des Bewegungsapparates.

Orthesen haben als äußere Kraftträger zahlreiche Funktionen:

- **Stützung,** z. B. Abstützung des Fußlängsgewölbes durch eine Einlage.
- **Fixation,** z. B. der Wirbelsäule nach einer Operation durch Anpassung eines Stützmieders.
- **Stabilisierung,** z. B. der unteren Extremität durch **Lähmungsapparate** (*teilfixierende Schienen*) oder der Wirbelsäule durch Korsetts.
- **Redression,** d. h. Korrektur einer Deformierung, z. B. einer Skoliose durch ein Korsett oder eines Klumpfußes durch Redressionsschienen.
- **Entlastung,** z. B. des Kniegelenks bei Arthrose oder Kreuzbandläsion durch eine Kniegelenksorthese oder des Hüftgelenks durch einen Thomassplint, der das gesamte Bein entlastet.
- **Mobilisierung,** z. B. bei einer Peronaeusläsion mit Fußheberschwäche oder -ausfall und Steppergang durch eine Peronaeus-Orthese, z. B. die Peronaeusschiene.
- **Längenausgleich** bei Beinlängendifferenz. [7]

Schuhzurichtungen

Definition

Schuhzurichtung: Modifikation am Konfektionsschuh bei orthopädischen Erkrankungen.

Menschen, die Konfektionsschuhe nicht beschwerdefrei tragen können, benötigen häufig **Schuhzurichtungen.** Sie passen den Schuh dem Fuß an und verändern die Stellung des Fußes im Schuh, sodass eine normale Bewegung möglich wird.

Schuhzurichtungen sind wesentlich preiswerter als **orthopädische Maßschuhe.** [7]

3.3.5 Prothesen

Definition

Prothese: Künstlicher Ersatz fehlender Körperteile.

Prothesen sollen nach Amputationen oder bei angeborenen Fehlbildungen (*Dysmelien*) einen optischen Ausgleich sowie die Steh-, Geh- und Greiffähigkeit des Betroffenen herstellen und ihm ein weitgehend selbstständiges Leben ermöglichen. Sie werden in Abhängigkeit von der Amputationshöhe und den individuellen Bedürfnissen und Fähigkeiten von Orthopädietechnikern an den Träger angepasst. Unabdingbar ist eine Schulung des Benutzers in Pflege und Benutzung der Prothese, z. B. Gangschule. Sie erfolgt meist durch Physio- oder Ergotherapeuten. [7]

3

Beinprothesen

Hauptfunktionen von **Beinprothesen** sind die Steh- und Gehfähigkeit des Anwenders.

Beinprothesen werden meist in der **Rohrskelettbauweise** (*Modularbauweise*) hergestellt, bei der eine tragende Rohrkonstruktion von flexiblem Schaumstoff ummantelt ist. Diese Prothesenform hat die früher übliche **Schalenbauweise** weitgehend verdrängt, bei der die Beinform z. B. aus Holz nachgebildet wurde.

Inzwischen verwendet man häufig **Liner-Systeme** zur Befestigung der Prothese am Bein. Hierbei wird die große Adhäsionskraft von Silikon oder einem ähnlichen Material genutzt. Ein dicker Strumpf aus diesem Werkstoff wird über den Stumpf gerollt. Dieser Strumpf wird dann mit einem Metallstift oder über ein Vakuumsystem mit der Prothese verbunden.

Entscheidend ist, dass der Betroffene eine Prothese erhält, die seinen Bedürfnissen optimal entspricht. [7]

Armprothesen

Bei der Prothesenversorgung des Armes steht der Ersatz der Greif- und Haltefunktion im Vordergrund. Prinzipiell gibt es folgende Möglichkeiten der prothetischen Versorgung:

- **Kosmetische Prothesen** (*Schmuckprothesen*) können bezüglich Farbe, Form und Oberflächenstruktur gut der verbleibenden Hand angepasst werden, übernehmen aber keine Funktionen.
- **Passive Greifarme** sind stabile Prothesen, an die Handersatzstücke (z. B. Haken) geschraubt werden können. Aufgrund ihrer guten Kraftübertragung eignen sie sich vor allem für grobe, kraftvolle Tätigkeiten.
- **Aktive Greifarme** (*funktionelle Prothesen, mechanische Greifprothesen*) haben am distalen Ende eine Hakenkonstruktion oder eine *aktive Systemhand.* Eine Kraftzugbandage überträgt Bewegungen des

Schultergürtels auf die Mechanik der Prothese, z. B. Öffnen der Systemhand durch Vorbringen der Schulter.
- **Fremdkraftprothesen** (*myoelektrische Prothesen*) nutzen willkürliche Muskelkontraktionen z. B. am Amputationsstumpf. Steuerungselektroden in der Prothese registrieren die Muskelkontraktion, verstärken sie und leiten sie zu einem batteriegetriebenen Motor weiter, der dann z. B. die Hand öffnet oder schließt. Dadurch sind zwar abgestufte Greifbewegungen möglich, diese Prothesen sind jedoch für kraftvolle Arbeiten kaum geeignet. Zudem stellen sie hohe Anforderungen an Kooperationsbereitschaft und koordinative Fähigkeiten des Prothesenträgers. [7]

Amputation

Definition

Amputation: Vollständige Entfernung eines Körperteils. Entweder traumatisch (*verletzungsbedingt*) oder als therapeutische Maßnahme.

Eine **traumatische Amputation** bedeutet die vollständige Abtrennung einer Gliedmaße durch einen Unfall. Unter günstigen Bedingungen – glatte Abtrennung ohne ausgedehnte Weichteilschäden, saubere Wunden, keine Durchblutungsstörungen durch bestehende Gefäßerkrankungen – kann das **Amputat** (*amputierte Gliedmaße*) oft durch einen Chirurgen **replantiert** werden.
Manchmal ist es trotz aller Bemühungen nicht möglich, eine erkrankte oder verletzte Gliedmaße zu erhalten. Häufigste Indikation für eine durch den Arzt vorgenommene Amputation ist eine periphere arterielle Verschlusskrankheit (*pAVK*).
Grundsätzlich wählt der Operateur die Amputationshöhe so peripher wie möglich, um eine gute Restfunktion zu erhalten. Eine ausreichende Weichteildeckung, d. h. ein spannungsfreier Verschluss mit Muskeln, Faszie und Haut sowie die Platzierung der Narbe außerhalb der späteren Belastungszone sollen Komplikationen vorbeugen. [7]

Komplikationen

- Nachblutung
- Wundheilungsstörung und Wundinfektion, insbesondere bei Menschen mit Durchblutungsstörungen, z. B. AVK.
- Stumpfödem und -hämatom.
- Kontraktur.
- Hauterkrankung im Stumpfgebiet, z. B. Kontaktekzem, Pilzinfektion, Furunkelbildung.
- Stumpfschmerzen sind auf den verbliebenen Rest der Gliedmaße lokalisiert und treten häufig attackenartig auf. Sie entstehen meist durch ungeordnetes Aussprossen der Nervenenden (*Strumpfneurom*) nach Wochen und Monaten.

- Phantomgefühl und Phantomschmerz. Der Betroffene spürt seine amputierte Extremität oder er erlebt Schmerzen, Nadelstiche, Prickeln. Phantomschmerz und -gefühl können mit der Zeit zurückgehen, bei manchen Erkrankten werden sie chronisch und bleiben lebenslang vorhanden. Die Ursachen sind mehrschichtig und nicht in allen Einzelheiten geklärt, z. B.:
  - Nicht-Wahrhabenwollen der Amputation.
  - Reizung der Nervenstümpfe.
  - Starke Schmerzen schon vor der Amputation. Entsprechende Zellen im Gehirn haben ein Schmerzgedächtnis, d. h. je länger ein Schmerzereignis besteht, umso eher wird diese Erfahrung gespeichert und führt immer wieder zu Schmerzattacken.
- Dekubitus als Komplikation bei der Prothesenerstversorgung. [7]

Mobilisation nach der Operation

- Hochlagerung des Stumpfes am Operationstag und 1. postoperativem Tag zur Ödem- und Hämatomprophylaxe. Ausnahme: Menschen mit peripherer arterieller Durchblutungsstörung. Bei ihnen wird das Bein flach oder etwas tiefer gelagert (Arztanordnung).
- Zur Vermeidung von Beugekontrakturen v. a. im Hüft- und Kniegelenk:
  - Betroffenen über die Gefahr aufklären und prophylaktische Maßnahmen einleiten.
  - Stumpf nicht anwinkeln, nicht mit angezogenen Knien liegen.
  - Ab dem 2. postoperativen Tag Bein gestreckt lagern, ggf. Oberschenkel- oder Unterschenkelstumpf mit einem Sandsack beschweren.
  - Beine im Hüftgelenk in leichter Abduktion lagern.
  - Erkrankten nach Möglichkeit intermittierend auf den Bauch lagern.
  - Gegebenenfalls Lagerung des Beines in einer Flachlagerungsschiene oder auf einer Gipsschiene.
  - Nur kurzzeitiges Sitzen am Bettrand oder im Stuhl, Stumpf nicht über den Bettrand hängen lassen, auch im Sitzen Kniegelenk strecken.
  - Bei Vorfußamputation: Spitzfußprophylaxe.
  - Bei Fingeramputation: Schienung des Stumpfes.

ACHTUNG

Folgende Maßnahmen sind nach Amputationen verboten: Kissen unter den Stumpf lagern, länger mit angewinkeltem Stumpf sitzen sowie Hochlagerung des Stumpfes ohne ausdrückliche Arztanordnung. [7]

- Der frühestmöglicher Beginn von Bewegungsübungen ist meist ab dem ersten postoperativen Tag gegeben. Gegebenenfalls bekommt der Erkrankte rechtzeitig davor ein Schmerzmittel.

- Frühmobilisation ab dem 1. postoperativen Tag, Betroffenen über die gesunde Seite nach kinästhetischen Prinzipien (▶ Kap. 2.2.1) aufsetzen.
- Bei guter Kreislaufsituation aufstehen. Vorsicht: Menschen mit Amputationen an der unteren Extremität haben Gleichgewichtsstörungen. Assistenz durch zwei Pflegende ist empfehlenswert.
- Aktive Übungen, auch mit Gewichten, stärken die Armmuskulatur für das Gehen mit Gehstützen.
- So bald wie möglich Orthopädietechniker zur Anpassung einer Erstversorgungsprothese anfordern. Sie kann meist nach zwei bis drei Wochen intermittierend getragen werden. Die Tragezeit soll täglich um einige Minuten gesteigert werden. Dann sollte die **Prothesenschulung** beginnen. Neben dem Umgang mit der Prothese lernt der Betroffene unter Anleitung eines Physiotherapeuten möglichst physiologische Bewegungsabläufe. [7]

Merke

Da Pflegekräfte dem Betroffenen beim An- und Ausziehen der Prothese assistieren, ist es wichtig, dass sie sich vom Orthopädietechniker in den Umgang einweisen lassen.

Vorbereitung des Stumpfes auf die Prothesenversorgung

Wenn die Wundheilung weitgehend abgeschlossen ist, wird die Haut im Bereich des Stumpfes für die Prothesenbenutzung abgehärtet. Bis zum Abschluss der Wundheilung müssen die Abhärtungsmaßnahmen mit entsprechender Vorsicht durchgeführt werden:

- Kräftiges Abfrottieren der Haut, z. B. mit weicher Bürste oder einem rauen Waschlappen massieren.
- Luft und Sonne an die Haut lassen.
- Kalt-warme Wechselduschen (bei pAVK nach Arztrücksprache). [7]

Stumpfpflege

Die Gefahr von Hautveränderungen (z. B. Kontaktdermatis, Schwitzen, Pilzinfektion, Schwielenbildung, Follikulitis) unter der Prothese ist groß. Deshalb braucht die Stumpfhaut eine besondere Pflege:

- Betroffenen zur Hautkontrolle und Hautpflege anleiten.
- Hautreinigung mit klarem Wasser oder parfümfreiem Syndet mit pH-Wert um 6, dann sorgfältig mit klarem Wasser nachwaschen.
- Hautpflege abhängig von der vorgefundenen Hautsituation (z. B. PC 30V®). Keine Verwendung von Salben, da diese die Hautporen verschließen und Hautveränderungen begünstigen. Oft haben die Orthopädietechniker gute Tipps bei Hautproblemen.
- Bei Pilzinfektion: Lokalbehandlung mit Fungiziden.
- Bei Follikulitis: Behandlung nach Arztanordnung.

- Bei Kontaktdermatitis: anderes Prothesenschaftmaterial oder Stumpfstrumpf.
- Bei Druckstellen: Orthopädietechniker informieren.
- Bei starker Schweißbildung: Stumpf mit Salbeitee abreiben. [7]

3.3.6 Schienen

Schienen können der vollständigen Verhinderung von Bewegungen dienen, Bewegungen nur in einem definierten Umfang zulassen oder verloren gegangene Bewegungen auftrainieren. Grundsätzlich gilt:

- Der Arzt ordnet Schienenart, Lagerung und Gelenkstellung schriftlich an (▶ Tab. 3.1).
- Schienen werden am besten individuell angepasst. Bei Standardschienen muss die bestmögliche Größe ausgewählt werden. Die Anpassung erfolgt an der gesunden Extremität.
- Das Anlegen einer Beinschiene geschieht am besten zu zweit. [7]

Lagerungsprinzipien bei Beinlagerungsschienen

- Es soll eine Gerade vom oberen Darmbeinstachel über die Mitte der Kniescheibe (Patella) zum Zehenzwischenraum der 1. und 2. Zehe entstehen.
- Die Patella soll stets senkrecht nach oben zeigen. Eine starke Außen- oder Innenrotation kann z. B. mit einem Sandsack oder Waschlappen verhindert werden.
- Die Extremität soll in leichter Abduktionsstellung (10–15°) auf der Schiene liegen. Gegebenenfalls kann mit einem zusätzlichen Keil zwischen den Beinen verhindert werden, dass der Patient die Abduktion verlässt.
- Das Kniegelenk soll genau über dem „Gelenk der Schiene“ liegen.
- Der Fuß soll zur Spitzfußprophylaxe im 90°-Winkel zum Unterschenkel stehen. Eine Standardschiene ist ggf. mit geeigneten Mitteln (z. B. zusammengerolltes Handtuch oder Laken) zu verkürzen.
- Knochenvorsprünge und oberflächlich verlaufende Nerven vor Druck schützen, die Ferse frei lagern.
- In einer Flachlagerungsschiene wird das Kniegelenk unterlagert, z. B. mit einer Rolle aus Synthetikwatte.
- Bei unruhigen Pflegebedürftigen wird die Schiene ggf. fixiert, z. B. durch ein Bettgitter auf der entsprechenden Seite. Die Fixierung der Schiene mittels Binden oder Gurten am Bettrahmen ist zwar etwas umständlich, aber durchaus eine Möglichkeit.
- Unruhige oder desorientierte Menschen nehmen oft das Bein aus der Schiene und gefährden so den Behandlungserfolg. Unter Umständen ist es notwendig, die Extremität an die Schiene anzuwickeln (Wicklung darf die Blutversorgung nicht behindern).

Tab. 3.1 Auswahl an Schienen in der Traumatologie.

	Indikationen	Vorteile	Nachteile
Beinhochlagerungsschiene z. B. nach Braun oder Schulze (Schaumstoff)	• Zur Ruhigstellung und Abschwellung nach Verletzungen, Frakturen • Osteosynthese im Bereich des distalen Femurs, des Unterschenkels, des Sprunggelenks und Fußes	• Einfache Handhabung • Vielseitig einsetzbar • Bewegung nicht maximal eingeschränkt • Leicht zu reinigen	• Nicht individuell einstellbar • Bein kann leicht von der Schiene genommen werden, v. a. nachts oder von unruhigen Patienten
Beinhochlagerungsschiene z. B. nach Braun oder Schulze (mit Eisenrahmen)	• Wie Schaumstoffschiene, auch in Verbindung mit Extensionen	• Vielseitig anwendbar • Beinauflage ist höhen- und längenverstellbar • Verstellbarer Knieknick	• Schiene muss vor der Anwendung umwickelt und gepolstert werden: unter dem Kniegelenk und der Achillessehne fest, im Bereich des Ober- und Unterschenkels lockerer; der Fersenbereich wird zur Dekubitusprophylaxe ausgespart; die Fußstütze muss fest umwickelt werden • Gefahr von Druckschäden bei mangelnder Polsterung
Beinhochlagerungsschiene nach Krapp	• Wie Schaumstoffschiene, typische Extensionsschiene	• Anbringbar an fast jedem Bett • Individuell einstellbar: längenverstellbar, Kniewinkel einstellbar • „Wippfunktion“ zum Betten und Waschen • Bewegliche Unterschenkelauflage	• Bei mangelnder Übung, Hemmung der Pflegenden, die Mechanik zu bedienen

Tab. 3.1 Auswahl an Schienen in der Traumatologie. *(Forts.)*

	Indikationen	Vorteile	Nachteile
Beinflachlagerungsschiene (U-Schiene, Schaumstoffkastenschiene)	• Zur Ruhigstellung und Abschwellung nach Verletzungen, Frakturen • Osteosynthese im Bereich der Hüfte und des proximalen Femurs	• Relativ stabile Ruhigstellung • Einfache Handhabung • Leicht zu reinigen • Seitl. Aufkantung verhindert Rotation des Beines	• Nicht individuell einstellbar • Hitzestau im Sommer
Volkmann-Schiene (aus Aluminium gefertigte muldenförmige Schiene mit Aussparung an der Ferse; T-förmige Stütze am Fußteil ermöglicht eine leichte Schrägstellung)	• Wie U-Schiene, besonders für septische Patienten geeignet	• In verschiedenen Größen erhältlich • In der Länge individuell anpassbar • Leicht zu reinigen und zu desinfizieren	• Gefahr von Druckschäden durch Metallkonstruktion • Schiene muss gepolstert werden
Cramer-Schiene (biegsame Drahtleiterschiene in unterschiedlichen Breiten und Längen oder auf einer Rolle)	• Ruhigstellung der oberen Extremität einschl. Schulter • Bei Wunden, die ruhiggestellt, aber täglich verbunden werden müssen, als Alternative zur Gipsschiene	• Leicht formbar und individuell anpassbar	• Wenig stabil, deshalb bei Frakturen nicht geeignet • Muss von Hand gepolstert werden

Tab. 3.1 Auswahl an Schienen in der Traumatologie. *(Forts.)*

	Indikationen	Vorteile	Nachteile
Armhochlagerungskeil nach Magnus	• Zur Hochlagerung des Armes im Bett und im Sitzen	• Einfache Handhabung	• Standardgröße
Bewegungsschiene (Motorschiene, passive Bewegungsschiene)	• Mobilisation und Rehabilitation nach Hüft-, Knie- und Sprunggelenksfrakturen • Zum Training der Muskulatur nach längerer Ruhigstellung	• Individuell einstellbar • Flexible Einstellung von Extension und Flexion • Laufgeschwindigkeit und Pausen einstellbar	• Motorengeräusch • Die Anwendung erfordert eine genaue Einweisung • Gefahr von Druckschäden durch Metallteile
Orthesen (orthopädische Hilfsmittel zum Funktionsausgleich bei Störungen des Bewegungsapparates)	• Stützung eines Gelenks, z. B. nach Operationen • Gelenkführung ohne Korrektur • Gelenkführung mit Korrektur bei Fehlstellung • Ruhigstellung nach Frakturen • Für obere und untere Extremität	• Leichtes Material • Frühzeitige Mobilisation möglich • Kann sofort nach der Osteosynthese eingesetzt werden • Individuelle Anpassung möglich	• Hitzestau im Sommer • Gegebenenfalls unbequem, weil sehr eng • Teuer

- Bei Beinhochlagerungsschienen darf das Kopfteil nur max. 30° erhöht werden, da sonst der arterielle und venöse Blutfluss behindert sind. Zum Essen sind kurzfristige Ausnahmen möglich.
- Menschen mit Beinlagerungsschienen liegen häufig schief im Bett. Die Folge sind Rückenschmerzen. Pflegende korrigieren bei Bedarf die Lagerung, legen ein Kissen unter das gesunde Bein oder stützen den gesunden Fuß.
- Das Nachtschränkchen steht am günstigsten auf der Schienenseite, weil sich auf diese Weise der bestehende Bewegungsradius am besten nutzen lässt. [7]

3.3.7 Protektoren

Bei **Protektoren** handelt es sich streng genommen nicht um Hilfsmittel für die Mobilität, sondern um solche, die Komplikationen von Unfällen vermeiden und damit die Sicherheit von sturzgefährdeten Menschen erhöhen sollen.

Zur Sturzprophylaxe gehört essenziell die pflegerische Aufgabe, die Umgebung möglichst barrierefrei zu gestalten (▶ Kap. 4.10). Häufig genügt diese Vorsichtsmaßnahme jedoch nicht, weil die Sturzursachen nicht in externen Bedingungen, sondern in der Bewegungsunsicherheit der Betroffenen selbst zu suchen sind.

Protektoren gehören zu den passiven Maßnahmen der Sicherung, weil sie dafür gedacht sind, die Folgen eines eingetretenen Sturzes zu mindern.

Hüftprotektoren sind eng anliegende Hosen, die über der Unterwäsche aber unter der Oberbekleidung zu tragen sind. In die Textilien arbeiten die Anbieter Kunststoffschalen mit herstellerabhängig unterschiedlichen Formen ein, die einen sturzbedingten Anprall vom Hüftgelenk auf das umgebende Gewebe verteilen sollen.

Menschen mit verringerter Knochenstabilität, etwa aufgrund von Osteoporose, sind extrem gefährdet, sich durch eine sturzbedingte Krafteinwirkung auf das Skelett einen Knochenbruch zuzuziehen. In diesem Zusammenhang ist häufig das Hüftgelenk betroffen. Die daraus entstehenden Schenkelhalsfrakturen können Menschen, die bis dahin weitgehend mobil waren, für eine längere Zeit in die Bettlägerigkeit zwingen. Daraus entsteht u. a. ein erhöhtes Risiko für Pneumonien (▶ Kap. 4.8).

Groß angelegte Studien bezweifeln den Nutzen von Hüftprotektoren. Statistisch lässt sich nur eine unerhebliche Schutzfunktion der Hilfsmittel auf das Hüftgelenk belegen. Fraglich ist allerdings, ob die über längere Zeit eher steigende Abneigung der Nutzer gegen das Tragen der unbequemen Protektoren dabei eine Rolle spielt. [8]

Grundsätzlich sollten Menschen, die mit diesem Hilfsmittel ausgestattet sind, es auch während der Nacht tragen, da dies der Zeitraum ist, in dem sich (v. a. aufgrund von Stürzen aus dem Bett) die meisten Oberschenkelhalsfrakturen ereignen.

Merke

Gegen die Folgen von Stürzen schützen auch polsternde Kopfbedeckungen, die von Orthopädietechnikern an den jeweiligen Betroffenen angepasst werden können und landläufig unter dem Namen **Epilepsiehelm** bekannt sind. Die Akzeptanz dieser Hilfsmittel ist meist sehr gering, weil sie den Träger stigmatisieren. Alternativ können gefährdete Personen z. B. handelsübliche Eishockeyhelme verwenden, wobei sich auch diese Schutzausrüstung auf das soziale Leben hinderlich auswirkt.

4 Krankheitsbezogene Mobilisation

Die vorangegangenen Kapitel liefern Informationen über die Prinzipien menschlicher Bewegung und die grundsätzlichen Möglichkeiten Pflegender, Mobilität zu unterstützen und zu fördern. Im Folgenden finden sich Bewegungsübungen und Maßnahmen, die speziell auf bestimmte Erkrankungen bzw. deren Vorbeugung ausgerichtet sind.

Diese Hinweise lesen sich wie eine Checkliste, mit deren Hilfe Pflegende prüfen können, ob sie in ihrer Arbeit mit den betroffenen Menschen die Möglichkeiten der Intervention ausschöpfen. Es geht dabei allerdings nicht um eine Standardisierung in der Form, dass bei jedem Pflegebedürftigen alle vorgestellten Maßnahmen zur Anwendung kommen. Vielmehr bildet die Aufzählung ein Reservoir, aus dem Pflegende schöpfen können. Sie sind verpflichtet, im Sinne des Pflegeprozesses die Individualität jedes einzelnen Pflegebedürftigen einzuschätzen und dann die passenden Maßnahmen auszuwählen. [9]

Der **Pflegeprozess** ist in mehrere Schritte gegliedert:

- **Pflegediagnostik.** In dieser ersten Phase erheben Pflegende alle relevanten Informationen. Sie nutzen dazu Gespräche mit den Betroffenen und deren Angehörigen, eigene Beobachtungen, medizinische Diagnosen aus Arztbriefen oder der Krankenakte, Pflege- und Überleitungsberichte, Einschätzungen von Mitgliedern anderer Berufe, die an der Versorgung beteiligt sind. Sie objektivieren ihre Eindrücke ggf. mithilfe von Assessmentinstrumenten, die für viele Krankheitsrisiken erarbeitet worden sind. Dies hat den Vorteil, dass sich durch die Kataloge subjektive Einschätzungsfehler verhindern oder aufdecken lassen.
- **Pflegeplanung.** Sie umfasst das Formulieren von Pflegeproblemen, also des konkreten Unterstützungsbedarfs, der sich aus der körperlichen und geistigen Verfassung eines pflegebedürftigen Menschen ergibt. Unter Berücksichtigung dieser Umstände legen Pflegende fest, welche Maßnahmen geeignet sind, um den Betroffenen zu unterstützen oder seinen Zustand günstig zu beeinflussen. Die Maßnahmen münden in (ebenfalls schriftlich festzulegende) Ziele, die sich in Nah- und Fernziele unterteilen lassen. Der Nutzen einer Pflegeplanung, die ein zwingend vorgeschriebener Bestandteil der Dokumentation ist, besteht u. a. darin, dass Pflegeteams anhand dieser Festlegungen koordiniert handeln können. Damit ist sie ein wichtiges Kommunikationsmittel. Die Auswahl der Pflegemaßnahmen geschieht häufig anhand von Standards. Sie dienen als qualitätssicherndes Instrument und sollen nicht schematisch verwendet werden, sondern vor allem dafür sorgen, dass die Pflege nach dem aktuellen Stand der Wissenschaft und vollständig erfolgt.

- **Pflegemaßnahmen.** Umfassen alle Handlungen, die Pflegende gemäß der zuvor niedergelegten Planung mit dem pflegebedürftigen Menschen durchführen. Als Prinzip gilt: Die Maßnahmen erfolgen nicht gegen den Willen des pflegebedürftigen Menschen und vollziehen sich in einer Atmosphäre der Wärme und des Respekts. Daraus entsteht eine Pflegebeziehung, die sich fördernd auf die Entwicklung des pflegebedürftigen Menschen auswirkt. Sämtliche Pflegemaßnahmen sowie ihre Ergebnisse sind zu dokumentieren. Diese schriftliche Darstellung gilt als Beweis für die Durchführung und bildet zusätzlich die Basis für die Überprüfung der Effektivität von Pflege.
- **Pflegeevaluation.** Im letzten Schritt evaluieren (*auswerten, beurteilen*) Pflegende in regelmäßigen Abständen die Ergebnisse ihrer Arbeit. Sie überprüfen, ob die erwarteten Effekte eingetreten sind und suchen ggf. nach Gründen, warum die formulierten Ziele verfehlt wurden. Außerdem gleichen Sie den jeweils aktuellen Zustand des pflegebedürftigen Menschen mit der Beschreibung ab, die sie in die Pflegeplanung aufgenommen haben. Folgende Fragen sind dabei wesentlich: Liegen neue Informationen vor? Sind zusätzliche Probleme aufgetreten? Hat der Betroffene neue Ressourcen entwickelt? Entsprechen die festgelegten Ziele dem Status des Pflegebedürftigen? Haben sich die Maßnahmen so durchführen lassen, wie sie geplant waren? Aufgrund dieser Aspekte kann eine Anpassung erforderlich werden, die alle Kategorien der Pflegeplanung betrifft.

Merke

Der Pflegeprozess vollzieht sich als Kreislauf, in dem die genannten Schritte in der genannten Reihenfolge fortlaufend aufeinander basieren. Auf die Evaluation erfolgt eine (veränderte) Planung usw. Dieser festgelegte Ablauf bleibt über die gesamte Zeit der Pflegebeziehung bestehen.

4.1 Aspirationsbezogene Maßnahmen der Mobilisation

Definition

Aspiration (lat. aspirare = *ansaugen*): Eindringen von festen oder flüssigen Fremdkörpern in den Atemtrakt unterhalb der Stimmritze (Glottisebene). Häufige Ursache für eine Lungenentzündung (*Pneumonie*).

Der **Schluckreflex** lässt sich mittels mechanischer und thermischer Reizung des vorderen Gaumens stimulieren und auf diese Weise trainieren.

Dazu verwenden Pflegekräfte einen Zahnspiegel (alternativ auch Bestecklöffel mit breiterem Stielende) und tauchen ihn für etwa 10 Sek. in Eiswasser. Mit der Spiegel-Rückseite oder dem Löffelstiel tippen sie 5 bis 10 Mal leicht an den unteren Teil des vorderen Gaumenbogens und der Zunge. Sie hüten sich, dabei das Zäpfchen zu berühren, weil diese Manipulation Würgereiz auslösen kann.
Danach tauchen die Pflegenden den Spiegel/Löffelstiel erneut in das Eiswasser und wiederholen den Vorgang. Die Stimulation des Schluckreflexes sollte etwa 5 Mal täglich etwa 5 Min. lang abwechselnd an jeder Gaumenseite erfolgen, um Fortschritte zu erzielen.

Merke

Pflegekräfte prüfen den Schluckreflex, indem sie vier Finger an den Mundboden bzw. Kehlkopf legen, den Betroffenen zum Schlucken auffordern bzw. den Schluckreflex stimulieren und während der Aktion tasten, wie sich der Schluckapparat bewegt.

Schlucktraining

Je nach Ursache der Schluckstörung nutzen Pflegekräfte verschiedene Formen des **Schlucktrainings** (▶ Tab. 4.1). Sie erläutern den Pflegebedürftigen die Übungen detailliert und demonstrieren sie ggf. so lange, bis die Betroffenen sicher verstanden haben, wie sie funktionieren und die Abläufe selbst rekapitulieren können. Zur Unterstützung bietet es sich an, einen Spiegel aufzustellen, in dem die Betroffenen ihre Bewegungen nachvollziehen und ihre Fortschritte beobachten können.

Tab. 4.1 Schlucktraining bei verschiedenen Störungen.

Störungen	Symptome	Übungen
Mundschlussstörung (z. B. Fazialisparese)	• Speichelfluss • unsymmetrisches Gesicht (einseitig hängender Mundwinkel) • ungenügender Lippenschluss	• Gesicht außen vom Jochbeinbogen zum Mundwinkel ausstreichen • Lippen lecken lassen • Mund spitzen lassen • Grimassen schneiden lassen • Gegenstände mit dem Mund festhalten oder ansaugen und loslassen (im Wechsel)
komplette Gaumensegellähmung	• Flüssigkeitsaustritt aus einem Nasenloch • Entweichen von Luft nach Aufblasen der Wangen • erschwertes Saugen	• Eisstäbchen lecken lassen • Zunge zurückrollen lassen • Wangen aufblasen lassen • an Apfelstücken (oder anderem Obst) im feuchten Gazesäckchen saugen lassen • Gaumensegel stimulieren

Tab. 4.1 Schlucktraining bei verschiedenen Störungen. *(Forts.)*

Störungen	Symptome	Übungen
Koordinationsstörung	• Hustenreiz • verzögerter oder zu früh ausgelöster Schluckreflex • Aspiration (besonders bei [dünn]breiiger Nahrung)	• feste Speisen verabreichen • Schluckreflex stimulieren • richtige Kopfhaltung trainieren (in der Körperachse, zum Essen leicht nach vorn geneigt)
Motilitätsstörung der Zunge (*Dysarthrie*)	• Speisereste in den Wangentaschen und auf der Zunge • Vorstoßen der Nahrung (Richtung Lippen) • Sensibilitätsstörungen • Parästhesien (z. B. Taubheit, Kribbeln) • Zungenbewegung z. B. von links nach rechts möglich, nicht jedoch nach hinten, oben oder unten; Zungenrollen um die Längsachse nicht möglich • unklare Artikulation (z. B. kloßige Sprache)	• Zungenbewegungen trainieren: z. B. gegen die Wangeninnenseiten drücken bei gleichzeitigem Außendruck durch die Hände (alle Richtungen trainieren) • Kältereiz, z. B. Eisstäbchen lecken lassen • an trockenen Erbsen (auch andere Hülsenfrüchte möglich) im Gazesäckchen saugen lassen • Zahnreihen mit der Zunge abtasten • Wangentaschen mit der Zunge leer räumen (v. a. nach Nahrungsaufnahme) • Zunge bürsten (stets von der aktiven zu passiven Seite hin stimulieren)

Merke

Schlucktraining ist langfristig angelegt. Es kann Tage oder Wochen dauern, bevor der Schluckreflex sich bessert bzw. zurückkehrt.

Das Schlucktraining beginnt, sobald Husten- und Schluckreflex ausreichend vorhanden sind.
Besonders wichtig ist es z. B. nach einem Schlaganfall, der Auswirkungen auf die Mund- und Rachenmuskulatur hatte. Gezieltes Training fördert die Selbstständigkeit des Betroffenen, ermöglicht eine sichere Nahrungsaufnahme über den Mund und reduziert das Aspirationsrisiko deutlich. Vor Beginn überprüfen Pflegekräfte, ob der Betroffene genügend kooperativ ist.

Vorbereitung

Falls notwendig, setzt der Betroffene seine Zahnprothese ein (ggf. assistiert die Pflegekraft). Dann nimmt er eine aufrechte Sitzposition ein. Das

Sitzen am Tisch ist dem Sitzen im Bett vorzuziehen, weil diese Haltung sich günstig auf die gesamte Körperspannung auswirkt. Der Kopf ist leicht nach vorn geneigt und die Zunge liegt in ihrer Ruheposition im vorderen Teil der Mundhöhle. Diese Körperhaltung trägt dazu bei, dass die Nahrungsbissen zunächst auf dem vorderen Teil der Zunge liegen und nicht zu schnell und ungenügend gekaut in den Rachen gleiten.
Pflegekräfte wählen die Speisen für das Schlucktraining nach folgenden Kriterien:

- Beginn mit dickflüssiger Kost, da deren Konsistenz einen Druck auf die Gaumenbögen ausübt, und so den Schluckreflex auslöst.
- Geschmack des Betroffenen berücksichtigen, z. B. püriertes Gemüse, Kartoffelbrei, Quark, Pudding wählen.
- Säurehaltige Speisen vermeiden, da sie die Speichelproduktion zu stark anregen.
- Keine Flüssigkeiten verwenden, da sie den Gaumen nicht genügend reizen und schnell in den Rachen fließen.
- Milchhaltige Breie führen bei manchen Menschen zu subjektiv empfundener erhöhter Schleimentwicklung, die ein unangenehmes Gefühl verursacht; Pflegekräfte probieren diese Speisen aus und wählen beim nächsten Mal ggf. andere Nahrungsmittel.
- Speisen mit uneinheitlicher Konsistenz (z. B. flüssige und feste Bestandteile) sind ungeeignet, weil sie die Gefahr des Verschluckens erhöhen.
- Löffel mittlerer Größe und mit gerundeten Kanten bereitlegen.

ACHTUNG

Pflegekräfte überprüfen vor dem Schlucktraining sorgfältig die Temperatur der Speisen. Häufig leiden die Pflegebedürftigen an Sensibilitätsstörungen. Sie können Hitze nicht einschätzen und laufen Gefahr, sich an zu heißen Nahrungsmitteln zu verbrühen. Die geeignete Temperatur liegt bei ca. 40 °C – also im lauwarmen Bereich. Zur Kontrolle eignet sich ein Speisethermometer. Es ist auch möglich, mit einem zweiten Löffel ein wenig Speise auf den Unterarm zu geben, um so herauszufinden, ob sie angemessen temperiert ist.

Durchführung

- Pflegebedürftigen bitten, den Mund ausreichend weit zu öffnen.
- Zum Drittel gefüllten Löffel mit dickflüssiger Kost waagerecht in den geöffneten Mund schieben, mit dem Löffelblatt das vordere Zungendrittel herunterdrücken, damit die Zunge den Löffel nicht wegstößt.
- Löffel mit einer stirnwärts geführten Bewegung leeren.
- Abwarten, bis der Pflegebedürftige den Bissen vollständig geschluckt hat, erst dann weitere Speise in den Mund geben.

Pflegekräfte beobachten die Fortschritte beim Schlucken. Sobald der Pflegebedürftige keine Probleme mit der dickflüssigen Kost mehr zeigt, kann eine langsame Umstellung auf festere Kost beginnen. Das Ziel ist eine möglichst uneingeschränkte Nahrungsaufnahme.

ACHTUNG

Sobald der Pflegebedürftige zu husten oder zu würgen beginnt, unterbrechen Pflegekräfte das Schlucktraining und ermöglichen eine ausreichend lange Pause. In manchen Fällen kann es notwendig sein, ein Absauggerät bereitzustellen, um die in den Atemtrakt geratenen Bestandteile der Speisen rasch entfernen zu können.

Trinktraining

Trinkversuche beginnen zunächst mit der Zufuhr weniger Tropfen, die meist mit einem Teelöffel verabreicht werden. Bei ängstlichen (z. B. nach Aspirationserfahrung) oder schwer schluckgestörten Pflegebedürftigen kann zunächst auch eine Pipette oder ein getränktes Wattestäbchen zum Einsatz kommen. Schluckt der Betroffene ohne Schwierigkeiten, kann er einen Strohhalm als Hilfsmittel erhalten. Damit ist es möglich, die zu schluckende Trinkmenge sehr genau selbst zu dosieren.

Betroffene trinken mit einem Strohhalm leichter als aus einem Becher, vor allem, wenn dieser einen Schnabel-Deckel hat. Das Trinken aus dem Schnabelbecher ist sehr unphysiologisch, weil sich die Trinkmenge nur mittelbar durch den Verschluss der Mundhöhle mit der Zunge regulieren lässt und die Anwender den Kopf nach hinten lehnen müssen, damit Flüssigkeit fließt – also eine Haltung einnehmen, die den Schluckakt hemmt.

Besser ist es, Trinkübungen mit einem Becher ohne Deckel auszuführen. Pflegekräfte füllen ihn zur Hälfte und setzen seinen Rand auf die Unterlippe. Der Becherrand darf nicht an die Zähne stoßen, da diese Berührung einen Beißreflex auslösen kann. Es ist wichtig, die Pflegebedürftigen anzuhalten, in kleinen Schlucken und mit vielen Pausen zu trinken.

ACHTUNG

Schlucktraining und speziell Trinktraining sollten Pflegekräfte erst beginnen, wenn der Betroffene durch einen Logopäden begutachtet worden ist. In manchen Fällen bleibt es die Aufgabe dieser Therapeuten, das Training durchzuführen.

SURF- UND LESETIPP

Informationen rund um Dysphagie und Therapien:
www.dysphagietherapie.de

Hustenreflex stimulieren

Um herauszufinden, ob Pflegebedürftige über einen ausreichenden Hustenreflex verfügen, fordern Pflegende sie explizit zum Husten auf oder beobachten über längere Zeit, ob ein spontaner Hustenreflex vorhanden ist. Dabei ist es wesentlich, einzuschätzen, ob die Hustenstöße kräftig genug ausfallen, um bei Bedarf Sekret oder Fremdkörper aus den Atemwegen zu befördern.

Ein verminderter Hustenreflex lässt sich trainieren. Zur Unterstützung stellt sich die Pflegekraft hinter den sitzenden Pflegebedürftigen und legt beide Hände auf dessen Schultern. Der Pflegebedürftige atmet aus und lässt dabei ein „Hhhhhh" ertönen. Während der Ausatmung drückt die Pflegekraft kurz auf die Schultern und unterbricht so den Laut. Im selben Moment ist der Betroffene aufgefordert, ein „K" zu sprechen. Mit jeder Wiederholung spricht er das „K" weiter hinten im Hals – bis er hustet. Pflegekraft und Betroffener wiederholen die Übungsschritte mehrmals, bis der Erkrankte die Übung beherrscht und sie allein ausführen kann. [9]

4.2 Dekubitusbezogene Maßnahmen der Mobilisation

Definition

Dekubitus (Druckgeschwür; Mehrzahl = Dekubitalulzera): Eine durch länger anhaltenden Druck entstehende Schädigung der Haut und des darunter liegenden Gewebes. Die Schädigung lässt sich in 4 Schweregrade unterteilen und reicht von der Ischämie bis zur Nekrose und zur offenen, ggf. infizierten Wunde.

Das Dekubitusrisiko steigt enorm, sobald ein Mensch nicht in der Lage ist, seine Körperposition selbstständig zu ändern. Der Erhalt und die Förderung der Mobilität bildet daher die wichtigste prophylaktische Maßnahme zur Vermeidung eines Dekubitus. Bewegung entlastet einzelne Körperpartien oder verteilt das Körpergewicht auf größere Flächen und reduziert so den Auflagedruck. Bereits geringe Bewegungen unterbrechen die Druckbelastung und verbessern die Hautdurchblutung.

Für jeden dekubitusgefährdeten Pflegebedürftigen erstellen Pflegekräfte einen **Bewegungsplan** mit individuellen Bewegungs- und Lagerungsintervallen. Sie berücksichtigen dabei Gesundheitszustand, individuelle Bedürfnisse, Biografie und Arztanordnungen.

Zur Mobilisation gehören nicht nur das Aufstehen, sondern selbst geringfügige Bewegungen (auch in Stuhl und Bett). Je nach Bewegungsfähigkeit des Betroffenen sind entsprechende Maßnahmen zu planen, z. B. Mikrobewegungen und 30°-Lagerung. Prinzipiell gilt es, die vorhandenen Eigenbewegungen zu fördern. Die Lagerung soll die Bewegungsfreiheit der Gelenke nicht einschränken und selbstständige Aktivitäten so weit wie möglich fördern. Wenn Pflegekräfte Bewegungsübungen in andere Pflegehandlungen, z. B. Ganzkörperwaschung, integrieren, erfordert dieser Teil der Dekubitusprophylaxe nur einen geringen Zeitaufwand (im Vergleich zum Nutzen).

ACHTUNG

Pflegende achten darauf, alle assistieven Bewegungen (▸ Kap. 3.2.2) möglichst so auszuführen, dass keine Reibungs- und Scherkräfte entstehen.

Mobilisation im Bett

Selbstständige Positionsveränderung durch Mikro- und Makrobewegungen

Gesunde Menschen verändern ihre Position selbstständig. Etwa alle fünf Min. wechseln sie sogar im Schlaf ihre Haltung, auch wenn die Bewegungen von außen kaum wahrnehmbar sind (*Mikrobewegungen*). Die so veränderte Belastung des Gewebes verhindert Dekubitalulzera. Deutlich sichtbare Positionsveränderungen (*Makrobewegungen*) senken das Dekubitusrisiko durch Freilagerung bisher belasteter Körperstellen. Pflegekräfte leiten bettlägerige Menschen deshalb an, Positionswechsel allein durchzuführen. Häufig genügt bereits die Bewegung der Extremitäten, um die Druckbelastung auch für andere Bereiche des Körpers zu verändern. Der Bettbügel oder das Bettgitter (▶ Kap. 3.3.1) können Hilfsmittel sein, um Positionsveränderungen zu erreichen.

Pflegebedürftige mit Spastiken sollen sich jedoch nicht einseitig belasten (▶ Kap. 2.2.1). Deshalb ist es für sie kontraindiziert, mit einer Hand Widerstand in ihrer unmittelbaren Umgebung zu verwenden. Pflegekräfte weisen die Betroffenen an, alternative Strategien zu nutzen, um sich zu drehen. Durch das Aufstellen der Beine mit angewinkelten Knien und Strecken der Arme bei gefalteten Händen können sie den Körperschwerpunkt verändern. Es fällt ihnen auf diese Weise leichter, sich auf die Seite zu drehen.

SURF- UND LESETIPP

- Deutsches Netzwerk für Qualitätsentwicklung in der Pflege (Hrsg.): Expertenstandard „Dekubitusprophylaxe in der Pflege". Osnabrück, 2010.
- Deutsches Netzwerk für Qualitätsentwicklung in der Pflege (Hrsg.): Expertenstandard „Pflege von Menschen mit chronischen Wunden". Osnabrück, 2009.

Positionsunterstützung im Liegen

Ist ein Pflegebedürftiger zur selbstständigen Positionsveränderung nicht in der Lage, benötigt er pflegerische Unterstützung. Pflegekräfte orientieren sich dazu am individuellen Bedarf. Die günstigste Form der Positionsänderung setzt bei der Eigenbeweglichkeit des Betroffenen an. Die Pflegekräfte sollten diese Ressource aufgreifen und verstärken. In zunehmendem Maße kommt für diesen Zweck das schonende Bewegungskonzept der Kinästhetik® zum Einsatz (▶ Kap. 2.1.1). Es verbindet eine für Pflegebedürftige und Pflegekräfte schonende Positionsveränderung mit der Eigenaktivität des Betroffenen. Handlungen der Pflegekräfte sind dabei nie einseitig zu verstehen, sondern als ein kommunikativer Prozess zwischen zwei gleichwertigen Partnern. Auch im Konzept der Basalen Stimulation® sind Elemente zur Bewegungsförderung und Positionsunterstützung enthalten.

Aus ihren Erfahrungen mit den Konzepten Basale Stimulation® und Kinästhetik® entwickelte die Schweizerin Esther Klein-Tarolli ihr Konzept „Bewegtes Lagern®". Sie versteht Lagerung als kreativen Prozess, in dem die Pflegekraft den betreuten Menschen auf der Suche nach einer zweckmäßigen Position unterstützt. Hierfür entwickelte sie passende Hilfsmittel, z. B. Rollen, Keile und Halbzylinder.
Kennzeichen für eine aktivitätsunterstützende Position sind:

- Körpergewicht ist direkt über alle Körpermassen abgegeben. Der Gelagerte kann entspannen, weil er kein Körperteil mit Muskelkraft halten muss.
- Gelenke nicht direkt unterlagern, um die Beweglichkeit nicht einzuschränken.
- Körperfunktionen wie Atmung oder Verdauung sind nicht beeinträchtigt.
- Eigenaktivität des Gelagerten ist nicht beeinträchtigt. Zu viele weiche Kissen bzw. Superweichmatratzen schränken die Eigenaktivität ein. Eine spezielle Weichlagerung ist nur einzusetzen, wenn der individuell abgestimmte Bewegungsplan für die Dekubitusprophylaxe nicht ausreicht.

SURF- UND LESETIPP

- Informationen zur Basalen Stimulation®: www.basale-stimulation.de
- Informationen zu „Bewegtes Lagern®": www.bewegteslagern.de

Lagerungstechniken

30°-Lagerung

Bei der **30°-Lagerung** ruht das Körpergewicht entweder auf der rechten oder der linken Gesäß- bzw. Körperhälfte (▶ Abb. 4.1). Diese Stellen eignen sich zur Druckbelastung, da sie durch die Skelettmuskulatur gut gepolstert sind und sich keine Knochenvorsprünge darunter befinden.
Pflegekräfte erzielen diese Stellung mit Hilfe von zwei großen Kissen, bei denen sie eine Hälfte nach innen stülpen (Schiffchen). Falls das Material dies nicht zulässt, können sie das Kissen auch mittig falten.
Das erste Kissen legen sie rechts oder links von der Wirbelsäule unter den Rücken, das zweite unter den entsprechenden Oberschenkel.

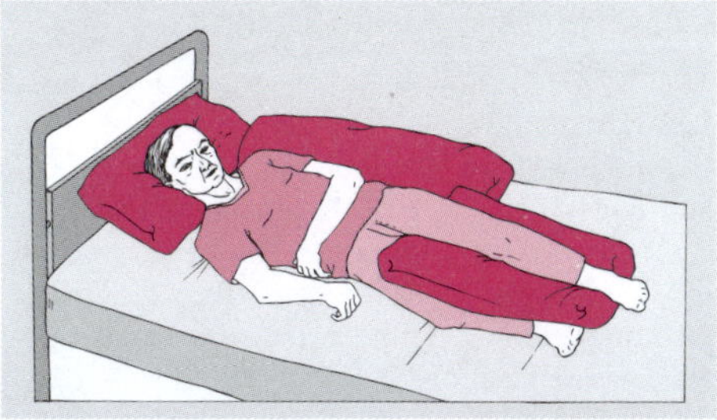

Abb. 4.1 Die 30°-Lagerung nennt man auch Schräglagerung. [L119]

Falls vorhanden, verwenden Pflegende eine Lagerungsschlange. Das ist ein ca. 2 m langes Polster, das sich vom Kopf bis zu den Zehen um den gesamten Körper modellieren lässt und eine größere Auflagefläche bietet.

Schiefe Ebene

Eine andere Möglichkeit, die **30°-Lagerung** zu erreichen, ist das Herstellen einer schiefen Ebene (▶ Abb. 4.2). Dazu schieben Pflegekräfte auf der rechten oder linken Längsseite eine gerollte Decke oder Schaumstoffkeile unter die Matratze, bis diese ca. 10–20 cm angehoben ist. Sie beachten, dass die Matratze über die gesamte Bettlänge erhöht sein soll. Manche Pflegebedürftige haben auf dieser Unterlage die Befürchtung, aus dem Bett zu fallen. Ein Bettgitter, an der niedrigeren Seite angebracht, kann Sicherheit vermitteln. Die Verwendung von Gittern an nur einer Seite gilt nicht als freiheitsentziehende Maßnahme und benötigt deshalb keine ärztliche Anordnung und keinen richterlichen Beschluss.

Vorteile dieser Lagerungsmethode:

- einfache Durchführung, auch für eine Pflegekraft allein oder ungeübte Helfer
- schonend für Pflegebedürftigen und Pflegekraft (Pflegebedürftiger muss weder gedreht noch geweckt werden)
- gute Eignung für unruhige Betroffene, da das Lagerungsmittel weder verrutschen noch aus dem Bett fallen kann
- Lagerungshilfsmittel hat keinen direkten Hautkontakt

Die Nachteile einer Schräglagerung mittels schiefer Ebene liegt in der nur mangelhaft möglichen Modellierung der Matratze an die Körperformen. Deshalb ist das Liegen auf der schiefen Ebene für die Betroffen (jenseits der genannten Befürchtungen, das Gleichgewicht zu verlieren) unangenehm, weil keine individuelle Unterstützung der einzelnen Körperteile stattfindet. Dieser Nachteil lässt sich ggf. mit weiteren Lagerungshilfsmitteln ausgleichen, die z. B. um ein Bein oder unter die Hüfte gelegt werden. Insgesamt ist die schiefe Ebene eine Lagerung, für die es nur wenige zwingende Anwendungen gibt. Bei starken Schmerzen kann sie jedoch lindernd wirken.

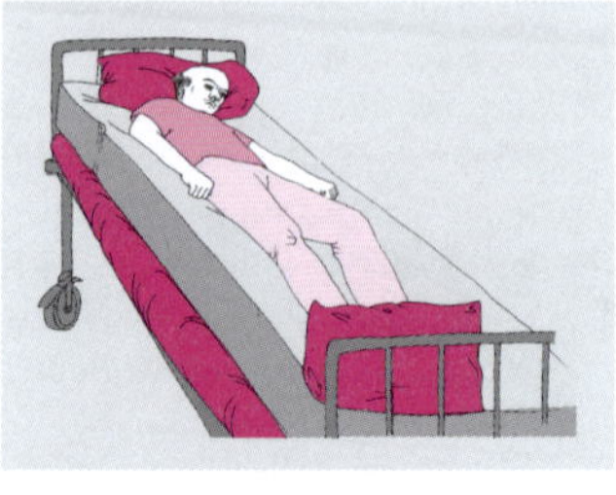

Abb. 4.2 Lagerung auf einer schiefen Ebene. [L215]

135°-Lagerung

Gerade für Menschen, die sonst auf dem Bauch oder auf der Seite schlafen, bietet sich die **135°-Lagerung** an. Sie hat zudem den Vorteil, das Kreuzbein völlig zu entlasten. Auch hier arbeiten Pflegende mit zwei Kissen. Eines legen sie unter eine Hälfte des Oberkörpers, das andere unter die entsprechende Hüfte vor dem Schambein, um dem Gelagerten eine angenehme Position zu gewährleisten.

Hohl-Lagerung

Gefährdete oder betroffene Körperstellen lassen sich auch durch eine **Hohllagerung** entlasten (▶ Abb. 4.3). Für die Fersen ist diese Technik besonders gut geeignet. Als Lagerungshilfsmittel kann ein gefaltetes Handtuch dienen. Bei der Hohllagerung achten Pflegekräfte darauf, nicht andere Hautareale hohem Druck auszusetzen, der die Blutzirkulation beeinträchtigt. Deshalb sind Lagerungshilfsmittel großflächig anzuwenden.

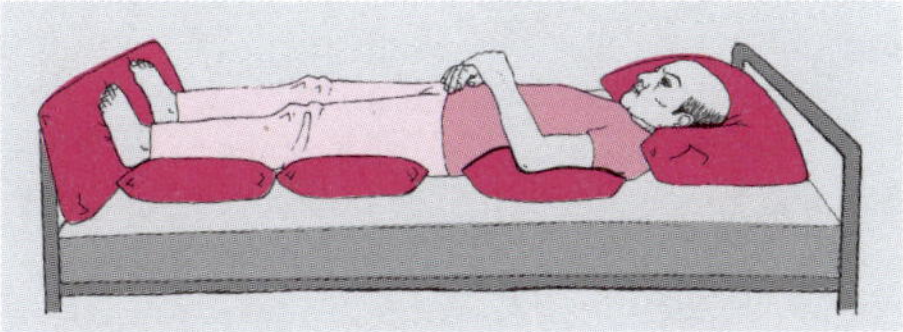

Abb. 4.3 Mögliche Form der Hohllagerung. [L215]

ACHTUNG

Sitz- und Fersenringe aus Schaumstoff oder Gummi sowie wassergefüllte Ballons (oder Handschuhe) sind für die Hohllagerung **nicht** geeignet.

A-Lagerung

Diese Lagerung (▶ Tab. 4.3) eignet sich für Pflegebedürftige, die bereits Hautschädigungen im Bereich des Kreuzbeins erlitten haben. Zudem kann sie in der Pneumonieprophylaxe (▶ Kap. 4.8) die Belüftung der Lungenflanken verbessern. Pflegende benötigen zwei nicht zu prall gefüllte Kissen, die sie zu Schiffchen formen. Sie legen diese Kissen in der Form eines „A" (also mit der Spitze Richtung Kopf weisend) überlappend unter den Oberkörper. Die Spitze des „A" soll sich zwischen den Schulterblättern befinden. Für diese Lagerung befindet sich der Pflegebedürftige in Rückenlage. Die Knie sind in ca. 15°-Beugung zu lagern. Diese Haltung ist durch die Polsterung der Oberschenkel (nicht der Knie) mit einem Kissen zu erreichen. Die Fersen sind druckreduziert gelagert. Besteht ein Dekubitus an der Ferse, lagern Pflegekräfte sie hohl.

Mikro-Lagerungen

Mikro-Lagerungen simulieren die Bewegungen, mit denen gesunde Menschen ihr Körpergewicht regelmäßig verlagern. Pflegekräfte nutzen dasselbe Prinzip, indem sie z. B. ein gefaltetes Handtuch oder ein kleines Kopfkissen in wechselnden Intervallen unter Schulter, Brustkorb, Gesäß, Oberschenkel des liegenden Pflegebedürftigen legen. Es ist empfehlenswert, dabei im Uhrzeigersinn vorzugehen.

Mikrolagerungen sind besonders gut in der Nacht geeignet, weil sie den Betroffenen im Schlaf kaum stören und trotzdem gute Wirkung erzielen. Diese minimalen Verschiebungen des Körpergewichts sind allerdings nicht geeignet, große Lagerungsformen zu ersetzen. Mit ihnen lassen sich allenfalls Lagerungsintervalle verlängern. Günstig wirken sie sich auch bei Menschen mit Schmerzen aus, weil sie lediglich geringe Bewegungen erfordern.

Merke

Mikrolagerungen gehören zum pflegerischen Konzept des Minimal Handling.

Lagerung im Sitzen

Die Druckbelastung der Auflageflächen ist im Sitzen höher als im Liegen. Deshalb achten Pflegekräfte bei sitzenden Pflegebedürftigen besonders auf die Einhaltung der Intervalle von Positionswechseln. Gut geeignet sind Stühle mit Armstützen und verstellbarer Rückenlehne. Die Füße sollen auf dem Fußboden oder auf einer festen Unterlage (z. B. einem Holzblock ausreichender Größe) stehen, weil dadurch der Oberkörper stabilisiert wird. Ungeeignet sind Sitzpositionen, bei denen der Erkrankte auf eine Seite knickt oder aus der er herausrutscht.

Lagewechsel

Selbst die beste Lagerungstechnik bleibt erfolglos, wenn der Gelagerte die Position zu lange beibehält. Nur ein regelmäßiger Lagewechsel sorgt für eine vorübergehende völlige Druckentlastung aller Hautbezirke. Durch Einbeziehung möglichst vieler Positionen und Lagerungsarten kann es gelingen, vorhandene Dekubitalulzera vom Druck freizuhalten. Dies ist eine wichtige Voraussetzung für den Heilungsprozess.

Grundprinzipien aller geeigneten Lagerungsarten sind die möglichst großflächige Gewichtsverteilung auf nicht gefährdete Hautregionen sowie die Freilagerung bzw. Belastungsreduktion gefährdeter Areale. Ist jemand wegen seiner Erkrankung (z. B. Hüft-TEP rechts) nicht in der Lage, auf der rechten Seite zu liegen, drehen ihn die Pflegekräfte entweder in Linksseiten- oder Rückenlage. Wenn Lagerungen auf eine Körperhälfte krankheitsbedingt nicht möglich sind, verkürzt sich allerdings die Erholungszeit der gefährdeten Hautbezirke, weil weniger Positionen zur Verfügung stehen.

Merke

Pflegekräfte achten grundsätzlich darauf, die Eigenbewegung des Betroffenen beim Lagewechsel und in den gewählten Positionen so weit wie möglich zu erhalten und zu fördern.

In der häuslichen Pflege können Pflegekräfte Angehörige, Freunde, Nachbarn und Bekannte in die Versorgung einbeziehen, um Lagerungsintervalle einzuhalten. Eine intensive Anleitung der nichtprofessionellen Helfer ist erforderlich.

Merke

Die früher standardmäßig verordneten Lagerungsintervalle von 2 Std. sind überholt. Schematisches Arbeiten bringt den Betroffenen nachweislich keinen erhöhten Nutzen. Stattdessen erstellen Pflegende einen Lagerungsplan, indem sie die individuellen Bedürfnisse des Betroffenen einschätzen und dabei vor allem Ressourcen und Risikofaktoren berücksichtigen.

Die Bestimmung der individuell notwendigen Lagerungsintervalle verläuft in einem Prozess, in dem Pflegekräfte die Wirkung ihrer Maßnahmen fortlaufend überprüfen. In Übereinstimmung mit den Wünschen und Erfordernissen des Pflegebedürftigen (z. B. Aktionsradius bei halbseitiger Lähmung) bildet sich auf diese Weise allmählich ein geeignetes Lagerungsschema heraus. Für Pflegekräfte und Pflegebedürftige ist eine stufenweise Veränderung der Position besonders schonend. Beispiel: Liegt der Pflegebedürftige in der rechten 30°-Halbseitenlage, können Pflegende durch gezieltes Entfernen von Lagerungsmaterialien die Lage im Sinne einer Mikrobewegung mehrfach verändern, bis eine Rückenlage erreicht ist. Dieses Vorgehen eignet sich besonders für die Nacht, da der Betroffene in diesem Fall nicht für jeden Positionswechsel geweckt werden muss.

4

Merke

Vor allen Maßnahmen am liegenden Pflegebedürftigen heben Pflegekräfte das Niveau des Pflegebetts (▶ Kap. 3.3.1) so weit, dass sich die Matratze auf Höhe ihrer Hüfte befindet. Diese Ausgangsposition ermöglicht rückenschonendes Arbeiten.

Lagerungshilfsmittel

Bei immobilen Pflegebedürftigen ist eine ausreichende Druckentlastung allein durch Bewegungsförderung meist nicht zu erreichen.
Zusätzlich sind Positionswechsel durch Lagerungen notwendig, für die Pflegekräfte Lagerungshilfsmittel einsetzen. Dazu zählen Kissen, Schaumstoffkeile bzw. komplette Bett- oder Matratzensysteme.
Sie alle dienen dem Ziel, Druck auf die gefährdeten Hautareale zu minimieren. Dazu haben sich zwei Strategien durchgesetzt. **Weichlagerungssysteme** (siehe unten) vergrößern die Flächen, mit denen der Körper auf der Unterlage ruht. **Wechseldrucksysteme** (siehe unten) lassen Druck nur für kurze Zeit auf definierte Hautareale wirken.
Inzwischen wurde die mangelhafte Eignung einiger Hilfsmittel durch Studien belegt. So verwenden Pflegende etwa keine Felle zur Weichlagerung, weil diese den Druck nicht reduzieren. Umgekehrt lässt sich jedoch kein Lagerungshilfsmittel bestimmen, das für alle Pflegebedürftigen und Probleme gleichermaßen geeignet wäre. Die Qualität eines Hilfsmittels bemisst sich stets nach dem Grad des individuellen Nutzens für den Betroffenen.

ACHTUNG

Folgende Hilfsmittel eignen sich nicht zur Druckreduzierung:
- Wasserkissen
- Fersen- und Ellenbogenschoner

- Watteverbände
- Lagerungsringe
- natürliche und künstliche Felle

Weichlagerungssysteme

Je besser sich die Matratzenoberfläche dem Körper des Gelagerten anpasst, desto mehr verringert sich der Auflagedruck auf einzelne Körperpartien.

Mithilfe von **Weichlagerungssystemen** (speziellen Matratzen) können Pflegende die Pflegebedürftigen **superweich** lagern. Dadurch gewährleisten sie die Sauerstoffversorgung aller Hautbezirke.

Pflegende verwenden als Matratzenauflage nur ein dünnes Laken. Es sollte glatt liegen, aber nicht festgesteckt werden. Um die optimale Wirkung der Matratze zu erzielen, verzichten Pflegekräfte darauf, weitere Hilfsmittel unter den Betroffenen zu legen.

Studien haben belegt, dass Weich- und Superweichlagerung zu einer Verlangsamung der Feinmotorik führen können. Beide Strategien beeinträchtigen außerdem die Selbstwahrnehmung und Spontanbewegungen des Gelagerten. Aus diesem Grund sind Weichlagerungssysteme für Kranke nicht geeignet, die über eigene Bewegungsressourcen verfügen und bei denen die Förderung von Eigenbewegung oberste Priorität hat.

In jedem Fall begegnen Pflegekräfte diesen unerwünschten Wirkungen der Weichlagerung durch die Förderung der Körperwahrnehmung, z. B. indem sie Elemente der Basalen Stimulation® während der Körperpflege anwenden.

Bevor ein Pflegebedürftiger ein Weichlagerungssystem erhält, wägen Pflegekräfte den Nutzen sorgfältig gegen die Gefahren ab.

Wechseldrucksysteme

Wechseldrucksysteme arbeiten mit kleinteilig angeordneten Luftkissen, die ein Gebläse abwechselnd mit Luft aufpumpt bzw. leert. Dadurch entsteht eine mehrfach stündlich wechselnde Druckentlastung. Auch Wechseldrucksysteme sind nicht uneingeschränkt zu empfehlen. Sie können z. B. den Muskeltonus (▶ Kap. 1.2.1) des Pflegebedürftigen erhöhen und damit etwa Spastiken verstärken. Deshalb sollten Wechseldruckmatratzen bei Menschen nach Schlaganfall, mit Wahrnehmungsstörungen sowie chronischen Schmerzen nicht zur Anwendung kommen. [9]

ACHTUNG

Der Einsatz druckreduzierender Hilfsmittel ersetzt weder die Bewegungsförderung noch die Unterstützung des Pflegebedürftigen bei der Positionsveränderung. Da der Auflagedruck vermindert ist, können diese Hilfsmittel jedoch u. U. beitragen, die Häufigkeit der Bewegungsübungen zu reduzieren. [9]

4.3 Ernährungsbezogene Maßnahmen der Mobilisation

Definition

Ernährung: Zufuhr von festen oder flüssigen Stoffen in einen lebenden Organismus, mit dessen Hilfe dieser seine Entwicklung sowie die Aufrechterhaltung seiner lebenserhaltenden Stoffwechselvorgänge und Funktionen sicherstellen kann.

Die **Ernährung** ist zu einem erheblichen Teil von der Bewegungsfähigkeit des Körpers abhängig. Darunter ist nicht nur der Transport der Nährstoffe durch den Verdauungstrakt zu fassen, der dem willentlichen Einfluss weitgehend entzogen ist. Auch die Organisation der Speisen im Mund und der Schluckakt gehören zur Mobilität eines Menschen. Die Themen Schluck- und Trinktraining sind unter dem Begriff Aspiration behandelt (▶ Kap. 4.1).
Im folgenden Abschnitt geht es um die pflegerische Assistenz bei der Nahrungsaufnahme. Sie erfordert von Pflegenden erhebliches Geschick und eine genaue Beobachtungsgabe.
Das gilt umso mehr, weil Nahrungsaufnahme nicht nur die bloße Versorgung mit Nährstoffen umfasst, sondern auch ein Kulturgut ist, das ganz entscheidend auf das Befinden und das Selbstwertgefühl eines Menschen ausstrahlt. Defizite in der Fähigkeit, selbstständig Speisen zu sich nehmen zu können, verursachen ein starkes Abhängigkeitsgefühl und können sogar den Lebenswillen negativ beeinflussen.

Verabreichung von Nahrung

Die **Verabreichung der Nahrung** ist notwendig, wenn ein pflegebedürftiger Mensch in seiner Beweglichkeit oder kognitiven Leistungsfähigkeit so stark eingeschränkt ist, dass er diesen Vorgang nicht selbst bewältigen kann. Pflegende beobachten zuerst sehr genau, über welche Ressourcen der Betroffene verfügt und geben nur dann Hilfe, wenn sie tatsächlich notwendig ist. Es erfordert Einfühlungsvermögen, Geduld und Geschick, das notwendige Maß der Unterstützung zu ermitteln. Zu bedenken ist, dass das Eingeben von Essen dem Betroffenen ein erhebliches Stück seiner Selbstständigkeit und damit Lebensqualität nimmt.

Vorbereitung

Falls es möglich und notwendig ist, sollten Pflegende nonverbale Zeichen vereinbaren, mit denen der Pflegebedürftige während des Essens seine Wünsche artikulieren kann, z. B.: Kopfschütteln für „Ich bin satt“ bzw. „Ich mag das nicht mehr“ oder Kopfnicken für „Es kann weitergehen“.

- Klären, ob und in welchem Maß der Betroffene schlucken kann.
- Raum lüften, evtl. den Nachttisch in die richtige Höhe bringen, sodass der Pflegebedürftige seine Arme aufstützen kann.

- Serviette und bei Bedarf Hilfsmittel bereitlegen.
- Besteck und Glas griffbereit stellen. Rechts- oder Linkshändigkeit beachten; flaches Geschirr eher in die Nähe des Pflegebedürftigen stellen, hohes Geschirr weiter entfernt platzieren.
- Überprüfen, ob die richtige Kostform zur Verfügung steht.
- Temperatur der Speisen kontrollieren; ggf. einen Warmhalteteller benutzen.
- Pflegebedürftigen in die richtige Position bringen (im Bett oder am Tisch). Beim Essen im Bett achten Pflegende darauf, dass der Körper an der Hüfte und nicht auf Höhe des Brustkorbs abgeknickt ist.
- Serviette vorlegen und b. B. Zahnprothese einsetzen oder auf korrekten Sitz überprüfen.
- Medikamente verabreichen, die vor der Mahlzeit einzunehmen sind.

Merke

Jeder Mensch entwickelt seine individuelle Geschwindigkeit bei der Nahrungsaufnahme. Es ist selbstverständlich diese Gewohnheiten auch bei der Assistenz während des Essens zu respektieren.

Durchführung

- Hände waschen.
- Alle benötigten Materialien bereitlegen, sodass die Eingabe des Essens unterbrechungsfrei erfolgen kann.
- Pflegebedürftigen die Nahrungsmittel betrachten lassen; bei Sehstörungen die Speisen beschreiben.
- Vorderes Drittel des Löffels füllen und vorsichtig in den Mund einführen, beim Herausziehen des Löffels die Nahrung an der Oberlippe abstreifen oder Gabel so an den Mund heranführen, dass der Pflegebedürftige sie in den Mund aufnehmen kann, ohne den Kopf anzuheben.
- Die auf dem Teller liegenden Speisen für jeden Bissen kombinieren, so, wie auch ein gesunder Mensch sie mischt.
- Dem Pflegebedürftigen zwischendurch ein Getränk anbieten.
- Medikamente verabreichen, die während der Mahlzeit einzunehmen sind.
- Genügend Zeit zum Essen einplanen und Unterbrechungen vermeiden, z. B. nicht zwischen den Bissen einem zweiten Pflegebedürftigen Essen anreichen oder andere Dinge erledigen.

ACHTUNG

Menschen mit Bewusstseins- und Schluckstörungen sind aspirationsgefährdet (▶ Kap. 4.1).

- Pflegebedürftigen beobachten und auf seine Signale reagieren, z. B. Mahlzeit beenden, wenn Zeichen der Sättigung erkennbar sind.

Nachbereitung

- Pflegebedürftigen fragen, ob es geschmeckt hat.
- Serviette entfernen, dem Pflegebedürftigen die Möglichkeit zur Mund-, Hand- und Zahnreinigung geben und ihn bei Bedarf lagern.
- Verschmutzte Servietten in die Wäsche geben.
- Tablett bzw. Teller abräumen und (für die Dokumentation) überprüfen, wie viel der Betroffene gegessen hat.

Verabreichung von Getränken

Für die Unterstützung beim Trinken gelten dieselben Voraussetzungen wie für das Eingeben von Speisen (siehe oben): Pflegende assistieren nur dann, wenn es erforderlich ist und respektieren die Wünsche des Pflegebedürftigen.

Insbesondere alte Menschen sind häufig aufgrund mangelnden Durstgefühls nicht leicht zum Trinken zu motivieren. Es ist deshalb sinnvoll, nicht die gesamte Tagesration in ihr Blickfeld zu stellen, sondern ihnen die Getränke becherweise zu präsentieren. Tipps zum Vorgehen:

- Bei Bedarf Serviette anlegen.
- Je nach Getränk sowie Wünschen und Fähigkeiten des Pflegebedürftigen ein Glas, eine Tasse oder ein Hilfsmittel, z. B. Strohhalm, auswählen.
- Temperatur warmer Getränke zunächst mit der Innenseite des Unterarms testen.
- Falls erforderlich, Hinterkopf des Pflegebedürftigen stützen.
- Trinkgefäß in die Hand des Pflegebedürftigen geben und, sofern erforderlich, zum Mund führen. Bei warmen Getränken zunächst vorsichtig probieren lassen.
- Pflegebedürftigen selbst über die Größe der Schlucke entscheiden lassen. Trinkt er zu hastig, nach jedem Schluck absetzen, um der Aspirationsgefahr entgegenzuwirken.
- Schwachen alten Menschen Getränke evtl. mit einem Sauger verabreichen, da der Saugreflex meist bis zum Tod erhalten bleibt. [10]

4.4 Kontinenzbezogene Maßnahmen der Mobilisation

Definition

Kontinenz: Fähigkeit zur willentlichen Entleerung von Blase und Darm.
Inkontinenz: Unfähigkeit zur willentlichen Entleerung von Blase und Darm.

Harninkontinenz ist ein weit verbreitetes Problem, das Menschen beiderlei Geschlechts betreffen kann. Der Expertenstandard „Förderung der Harnkontinenz in der Pflege“ versteht unter Kontinenz die Fähigkeit, willkürlich und zur passenden Zeit an einem geeigneten Ort, die Blase zu entleeren. Kontinenz umfasst außerdem die Fähigkeit, Bedürfnisse zu kommunizieren, um Hilfen zu erhalten, wenn Einschränkungen beim selbstständigen Toilettengang bestehen.

SURF- UND LESETIPP

Deutsches Netzwerk für Qualitätsentwicklung in der Pflege (Hrsg.): Expertenstandard „Förderung der Harnkontinenz in der Pflege". Osnabrück, 2007.

4

Toilettentraining

Mithilfe des **Toilettentrainings** finden pflegebedürftige Menschen einen **individuellen Miktionsrhythmus,** sodass sie rechtzeitig die Toilette aufsuchen. Die Frequenz der Toilettengänge richtet sich nach den Gewohnheiten, der Trinkmenge und nach Grad und Form der Inkontinenz.

Pflegekräfte fordern die Betroffenen für das **schematische Toilettentraining** auf, unabhängig vom Harndrang tagsüber alle zwei Stunden, nachts evtl. zweimal die Toilette bzw. den Toilettenstuhl aufzusuchen. Sie unterstützen gangunsichere Pflegebedürftige und stellen ggf. Urinflasche oder Steckbecken zur Verfügung. Sobald der Betroffene unter diesem Training zehn Tage lang kontinent ist, erweitern Pflegende das Intervall um eine Viertelstunde.

Wichtig:

- Ohne eine Verlängerung der Intervalle beim schematischen Toilettentraining kann sich die Blasenkapazität vermindern und die motorische Dranginkontinenz wird gefördert.
- Pflegebedürftige sollten täglich 2–3 l Flüssigkeit zu sich nehmen, sodass die Harnblase gut gespült wird, da konzentrierter Urin den Harndrang verstärkt. Die Trainierenden sollten die angepeilte Menge bis etwa 18 Uhr trinken, sodass der letzte Toilettengang um ca. 22 Uhr erfolgen kann, und die Nachtruhe des Pflegebedürftigen nicht unnötig gestört wird.
- Diuretika morgens verabreichen, um vermehrte nächtliche Urinausscheidung zu vermeiden.

Ein Miktionsprotokoll strukturiert das **individuelle Toilettentraining.** Pflegende führen diese Dokumentation über mindestens sieben Tage, wenn eine Harninkontinenz festgestellt wurde. Es dient der weiteren Klärung und Planung der Pflegetherapie, weil es konkrete Auskunft über Häufigkeit der Blasenentleerungen, zeitliche Abstände und Urinmenge gibt. Darüber hinaus lassen sich auch Hinweise auf Ursachen und Einflussfaktoren ablesen. Sind Regelmäßigkeiten in der Urinausscheidung des Betroffenen erkannt, sollten Pflegende ihm zu den erwarteten Zeiten die Ausscheidung ermöglichen. Sinnvoll erscheint auch, die Urinausscheidung nicht isoliert zu dokumentieren, sondern auf dem Protokoll ebenfalls die Häufigkeit und Besonderheiten der Stuhlausscheidung zu vermerken.

Blasentraining

Dem Toilettentraining sollte sich das **Blasentraining** anschließen, mit dessen Hilfe sich das **Füllungsvermögen der Blase** vergrößern und die kontinenten Intervalle zwischen den Toilettengängen verlängern lassen.
Beim Blasentraining unterdrückt der Betroffene trotz Harndrangs die Blasenentleerung so lange wie möglich. Je nach Ausmaß der Inkontinenz und Selbstvertrauen beginnt der Übende mit 2 Min. Die Wartezeit kann später mehrere Stunden betragen.

ACHTUNG

Das **Abklemmen** eines liegenden Blasenkatheters ist keine geeignete Maßnahme für das Blasentraining. Das Training entwickelt seine Wirkung vor allem durch das Zusammenspiel der willentlich gesteuerten Kontraktion des Schließmuskels und den daraus resultierenden Empfindungen des Harndrangs. Im Gegensatz dazu entsteht durch den Verschluss des Blasenkatheters lediglich ein Harnrückstau, der im schlimmsten Fall Harnwegsinfektionen verursacht. Die Befürchtung, dass eine kontinuierliche Entleerung der Blase über den Katheter zu einer Minderung der Blasenkapazität durch Schrumpfung führt, ist unbegründet.

Blasentraining zeigt oft erst nach mehreren Wochen bis Monaten Erfolg. Ein Miktionsprotokoll und die zusätzliche Dokumentation der Unterdrückungszeiten zeigen auch kleine Fortschritte und können deshalb motivierend wirken. Zusätzliches Beckenbodentraining (siehe unten) ermöglicht dem Betroffenen, den Urin länger zu halten. Allerdings eignen sich diese Trainingsmethoden der Behandlung von Inkontinenz nur begrenzt für Menschen mit fortgeschrittener Demenz.

Beckenbodentraining

Die Beckenbodenmuskulatur liegt unter der Harnblase und bildet die Begrenzung des Beckens nach unten. Sie trägt und unterstützt die inneren Organe und ist willkürlich beeinflussbar:

- Anspannung führt zum Blasenverschluss.
- Erschlaffung führt zur Blasenentleerung.

Regelmäßiges, ausdauerndes, konsequentes und intensives **Beckenbodentraining** stärkt Beckenboden, Bauchdecke und Zwerchfellmuskulatur. Eingesetzt werden entsprechende Übungen

- bei der Stressinkontinenz,
- zur Unterstützung des Blasentrainings bei der Dranginkontinenz,
- in der Geburtsnachbereitung zur Kräftigung des Blasenschließmuskels,
- bei der Kombination von Drang- und Stressinkontinenz.

Merke

Übungsbeispiel

Zur **Wahrnehmungsschulung** und **Durchblutungsförderung** dient z. B. das „Blinzeln". Dazu fordern Pflegende den Pflegebedürftigen auf, sich gedanklich einzelne Harntropfen vorzustellen und diese durch leichte Anspannung der Beckenbodenmuskulatur im Sekundenrhythmus anzuhalten und loszulassen. Bei korrekter Ausführung der Übung ist weder eine Anspannung des Gesäßes noch der Bauchmuskulatur zu sehen.
Der Pflegebedürftige kann über den Tag verteilt selbstständig in verschiedenen Körperhaltungen üben. Ideal ist die sitzende Position, weil er darin die Aktivität seiner Schließmuskeln spüren kann. Alternativ lässt sich in Rücken- oder Seitenlage üben, da diese Positionen keinen Druck auf Blase bzw. Schließmuskel verursachen.
Achtung: Während der Blasenentleerung nicht „blinzeln", da dies die Restharnbildung fördert.

Spannen Pflegebedürftige den Schließmuskelapparat über eine längere Zeit mit unterschiedlichem Krafteinsatz an, trainieren sie Kraft und Ausdauer. Wichtig dabei ist die Bauchatmung.
Zu Beginn der Übung leiten Pflegende den Betroffenen an, durch die Nase ein- und durch den Mund auszuatmen. Im nächsten Schritt fordern sie ihn auf, zeitgleich mit der Ausatmung den Schließmuskel anzuspannen, als wollte er einen Harntropfen anhalten. Die Vorstellung führt zu leichter und konstanter Anspannung des Verschlussapparats an der Harnröhre und soll für mindestens 10 Sek. gehalten werden, wobei der Übende gleichmäßig durch die Nase ein- und durch den Mund ausatmet. Im Anschluss „blinzelt" er ein paar Mal, um den Beckenboden zu entspannen.
Eine Steigerung des Krafteinsatzes lässt sich erreichen, indem der Übende während der Ausatmung gedanklich den Harnstrahl anhält und während der Spannungsphase weiter atmet. Das Maximum an Kraft und Ausdauerleistung ist erreicht, wenn der Übende während der Ausatmung gedanklich den *Harndrang* für 10 Sek. anhält. Während der Haltephase soll er in seinem Atemrhythmus durch die Nase ein- und durch den Mund ausatmen.
Diese Grundtechnik lässt sich von Physiotherapeuten in einem individuellen Übungsprogramm mit verschiedenen Varianten kombinieren. Hier fügen sich Atemtechnik, Spannung des Verschlussapparats und Bewegung zu einem Ganzen.

Weitere Übungen

Pflegebedürftigen bitten,

- eine bequeme Rückenlage einzunehmen,
- sich zu entspannen und die Beckenbodenmuskulatur zu spüren,
- während der Einatemphase zu entspannen,
- während der Ausatemphase anzuspannen.

Übung A (nach Gotved)

Beim Ausatmen After (und Scheide) nach innen ziehen. Diese Übung kann auch im Sitzen, Stehen und beim Gehen durchgeführt werden.

Übung B (nach Gotved)

Beim Ausatmen angewinkelte Knie zusammendrücken, After (und Scheide) fest verschließen.

Übung C (nach Zimmermann)

Beine kreuzen und Fußaußenkanten gegeneinander drücken.

Merke

Die Effektivität der Übungen lässt sich gut mit der Bio-Feedback-Methode erhöhen. Dabei werden die Kontraktionen der Beckenbodenmuskulatur durch einen Druckfühler gemessen, der in die Scheide oder den Enddarm eingelegt wird. Das Gerät zeigt Druckschwankungen durch Anspannen der Beckenmuskulatur optisch oder akustisch an. Der Übende erfährt so, ob er die richtigen Muskeln trainiert und wie stark die Anspannung ist/sein muss.

Würfeltampon

Der **Würfeltampon** aus Silikon kommt nach ärztlicher Anordnung bei Stressinkontinenz zum Einsatz, die durch Gebärmutter- und Scheidensenkung ausgelöst ist. Der eingeführte Tampon zieht Blase und Mastdarm nach hinten und trainiert gleichzeitig den Beckenboden beim Stehen und Gehen. Durchführung: Tampon morgens in die Vagina einführen, abends entfernen und unter fließendem Wasser reinigen.

Gewichtskonen

Ein **Gewichtskonen-Set,** z.B. Femcon®, besteht aus fünf Konen mit unterschiedlichem Gewicht (20–70 g). Übt die Betroffene regelmäßig mit ihnen, kräftigt sich die Beckenbodenmuskulatur. Wirkprinzip: Ein Konus, der in die Scheide eingeführt ist, neigt dazu, herauszugleiten. Dieses Gefühl des Verlierens löst eine nervale Reaktion aus, die die Beckenbodenmuskulatur zum Zusammenziehen veranlasst, um das Sinken des Konus zu verhindern.

Anwendung

- Konus mit dem geringsten Gewicht einführen (lassen) und für etwa 1 Min. halten lassen. Gelingt dies, nächstschwereren Konus ausprobieren.
- Beim nächsten Training mit dem Konus beginnen, der eine Stufe unter dem liegt, der zuletzt gerade noch gehalten werden konnte. Das Ziel ist es, diesen Konus unter normaler Belastung, z.B. bei der Hausarbeit, 15 Min. zu halten. Gelingt dies, Training beim nächsten Mal mit dem nächst schwereren Konus fortführen.

Bei vaginalen Entzündungen ist das Training zu unterbrechen, bis die Entzündung abgeheilt ist. Die Gewichtskonen können nur von Frauen verwendet werden, die relativ rüstig sind, ansonsten akzeptieren Betroffene die Verwendung eher nicht.

Elektrostimulation

Gute Erfolge erzielt die **Elektrostimulation.** Über Elektroden reizt ein Impulsgeber die Muskulatur des Beckenbodens. Je nach Ursache verwendet man verschiedene Frequenzen. Ruhe- und Stimulationsphasen sind von unterschiedlicher Dauer und individuell anzupassen. Bei ca. 50 % der Betroffenen kommt es innerhalb von zwei bis acht Wochen zu einer Besserung. Die Elektrostimulation

- fördert das Bewusstsein für die Beckenbodenmuskulatur (*Kontinenzerhalt*),
- kräftigt die erschlaffte Beckenbodenmuskulatur und den Schließmuskel der Blase,
- verringert die Miktionsfrequenz,
- vergrößert die Blasenkapazität,
- erhöht den maximalen Verschlussdruck,
- verringert die Restharnmenge.

Kontraindikationen sind Entzündungen der Harnwege und Scheide, Herzrhythmusstörungen, Herzschrittmacher und unvollständige Blasenentleerung mit Restharn. [9]

4.5 Kontrakturbezogene Maßnahmen der Mobilisation

Definition

Kontraktur (lat. contrahere = *zusammenziehen*): Dauerhafte Verkürzung von Muskeln, Sehnen und Bändern mit der Folge einer irreversiblen Bewegungseinschränkung und Versteifung von Gelenken.

Bewegungsübungen zur Vorbeugung von **Kontrakturen** sollten mit dem Arzt und den Physiotherapeuten abgestimmt sein. Sie lassen sich in andere Pflegehandlungen integrieren. Zahlreiche Möglichkeiten, z. B. bei der Körperpflege, beim Essen sowie bei der Dekubitus-, Sturz-, Thrombose- und Pneumonieprophylaxe bieten sich an. Damit der Pflegebedürftige den Sinn der Maßnahmen versteht und zur Mitarbeit motiviert ist, informiert ihn die Pflegekraft über die Notwendigkeit des Übungsprogramms. Sind Schmerzen zu erwarten, werden sie z. B. durch Kältepackungen und rechtzeitige Schmerzmittelgabe (gemäß ärztlicher Anordnung) reduziert, um das Bewegungstraining zu erleichtern. Übungen, die die Schmerzgrenze des Betroffenen überschreiten, sind zu vermeiden. Es lassen sich passive, assistive und aktive Bewegungsübungen unterscheiden.

- **Passive Bewegungsübungen** eignen sich für immobile Menschen und für die Mobilisation nach der Entfernung von Schienen und Gipsverbänden. Pflegekräfte bewegen Muskeln, Bänder und Gelenke nach Anleitung durch die Physiotherapeuten in allen Ebenen durch (▶ Kap. 3.2.1).

ACHTUNG

Neigt der Pflegebedürftige zur Spastik, gehen Pflegekräfte bei der passiven Bewegung von zentral nach peripher vor (also von der Schulter über den Ellenbogen zur Hand, oder von der Hüfte über die Knie zu den Füßen). So wirken sie der Entstehung von Spastiken entgegen und lösen bestehende Spastiken.

- Bei **assistiven Bewegungsübungen** unterstützt der Betroffene die Bewegungen der Pflegekraft aktiv. Das Vorgehen gleicht ansonsten den passiven Bewegungsübungen. Angezeigt sind assistive Bewegungsübungen (▶ Kap. 3.2.2), wenn die Eigenmobilität teilweise erhalten ist. Sie eignen sich auch zum Mobilitätsaufbau.
- **Aktive Bewegungsübungen** führt der Betroffene allein, aber unter Anleitung und Kontrolle der Pflegenden durch (▶ Kap. 3.2.3). Sie sind bei bettlägerigen und kollapsgefährdeten Menschen mit hoher Eigenmobilität als Fortführung der assistiven Mobilisation einsetzbar. Wichtig ist, die Belastung zu kontrollieren. Ist der Betroffene sicher in der Lage, die Übungen korrekt und ohne sich zu überfordern durchzuführen, kann er auch ohne Aufsicht trainieren.

Lagerung

Immobile Menschen können Pflegende zur Kontrakturprophylaxe mit Lagerungen in **physiologischer Mittelstellung** (▶ Abb. 4.4) sowie regelmäßigem Lagewechsel unterstützen. Auf (Super-)Weichlagerung verzichten sie so weit wie möglich, da diese die Spontanbewegungen hemmt.

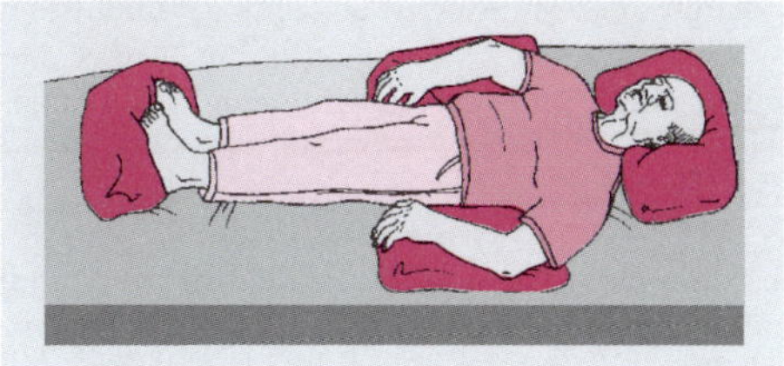

Abb. 4.4 Lagerung in physiologischer Mittelstellung. [L215]

Hilfsmittel sind überlegt und gezielt einzusetzen. Beispiele sind:
- Fußstützen gegen Spitzfuß und die Versteifung des Kniegelenks
- Handexpander

- Gummi-Noppen-Bälle bzw. therapeutische Silikonknetmasse zum Greiftraining
- Strickleiter gegen eine Versteifung von Schulter-, Ellenbogen- und Handgelenken.

Zur **Spitzfußprophylaxe** setzen Pflegende beim liegenden Pflegebedürftigen flexible Fußstützen ein, z. B. Lagerungskissen oder Schaumstoffquader. Sie bringen sie so an das Fußende an, dass die Füße fast im 90°-Winkel liegen. Die Bettdecke lassen sie über das Brett am Fußende hängen, damit ihr Gewicht nicht auf die Zehen drückt. Alternativ können sie einen Bettbogen verwenden. Die Fersen sind hohl zu lagern, damit kein Dekubitus entsteht (▶ Abb. 4.5).

Eine einfache Spitzfußprophylaxe ist das Sitzen in einem Stuhl oder Sessel, weil die Füße in dieser Position bei sicherem Bodenkontakt zwangsläufig eine 90°-Stellung einnehmen. [9]

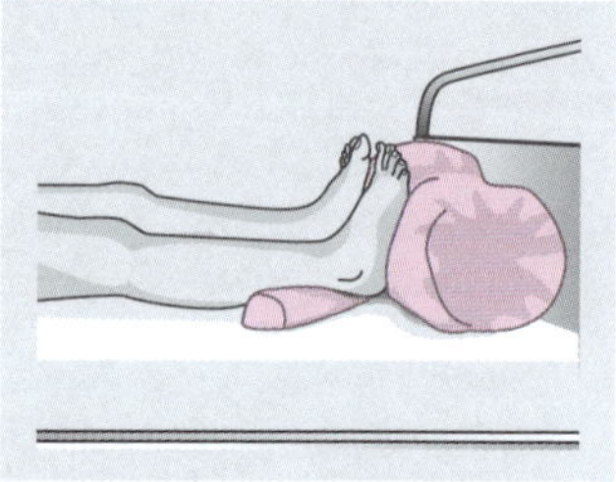

Abb. 4.5 Lagerung der Füße zur Spitzfußprophylaxe. [L138]

ACHTUNG

Nach Schlaganfall oder sonstigen neurologische Störungen kann ein Dauerreiz auf die Fußsohle die Spastik verstärken. Ein Druck auf die Fußsohlen ist dann kontraindiziert. [9]

4.6 Mundkrankheitenbezogene Maßnahmen der Mobilisation

Definition

Mundkrankheiten: Neben Soor und Parotitis sind zahlreiche Erkrankungen der Mundhöhle bekannt, deren Entstehung sich durch prophylaktische Maßnahmen beeinflussen lässt. Der weithin benutzte Begriff der Soor- und Parotitisprophylaxe ist deshalb zu eng gewählt.

Anregung der Speichelsekretion

Um die physiologische Beschaffenheit der Mundhöhle zu erhalten, können Pflegende die Speichelsekretion durch folgende Maßnahmen anregen:

- Betroffene zum Kauen motivieren, z. B. auf Kaugummi, Brotrinde, trockenem Brot oder Dörrobst.
- Massage der Speicheldrüsen:
  - Ohrspeicheldrüsen mit leichtem Fingerdruck zum Kieferwinkel und dann zur Wange hin ausstreichen.

  - Kieferspeicheldrüsen durch Ausstreichen des Mundbodens Richtung Kinn stimulieren.
- Einige Tropfen Zitronensaft auf die Zunge des Pflegebedürftigen träufeln.
- Pflegebedürftigen an einer aufgeschnittenen Zitrone, Orange, Pampelmuse oder dem entsprechenden Öl riechen lassen.
- Zerstoßene Eiswürfel mit Zitrone bzw. Zitroneneis lutschen lassen.
- Zu imitierten Kaubewegungen anleiten, z. B. bei Nahrungskarenz oder Schluckstörungen.
- Betroffene zum Reden oder Singen anregen.
- Ausreichende Flüssigkeitszufuhr sicherstellen.

ACHTUNG

Zahnprothesenträger können für das Kautraining Zahnpflegekaugummis verwenden. Sie eignen sich jedoch nicht für desorientierte Menschen (Aspirationsgefahr ▶ Kap. 4.1).

4

Spezielle Mundpflege

Mit **spezieller Mundpflege** entfernen Pflegekräfte Speisereste, Borken und Beläge aus der Mundhöhle und regen den Speichelfluss sowie den Schluckakt an. Die ggf. zweistündlich durchzuführende Maßnahme dient auch dazu, die Mundschleimhaut anzufeuchten und zu stimulieren. Die Mundhöhle selbst bedarf meist nicht einer so häufigen Reinigung.
Die spezielle Mundpflege lässt sich (nach basal stimulierenden Kriterien) mit **allen Getränken** durchführen, die der Betroffene mag.
Die Verwendung unangenehm schmeckender Lösungen führt oft zu einer Verweigerung des Betroffenen, besonders wenn er unter Bewusstseinseinschränkungen leidet. Falls möglich, vermeiden Pflegende zuckerhaltige Lösungen, weil sie die Entstehung von Karies fördern und sich ggf. negativ auf die Stoffwechsellage von Diabetikern auswirken. Fertige Mundspüllösungen sind recht teuer und verursachen wegen hoher Fruchtsäureanteile oft Schmerzen. Fruchtsäfte können Pflegende verdünnt anwenden.

Vorbereitung

- **Raum:** Anwesende Personen bitten, das Zimmer zu verlassen oder Sichtschutz aufstellen.
- **Betroffenen** informieren, in aufrechte Sitzposition oder Seitenlage bringen und die Mundhöhle inspizieren. Anschließend ein Handtuch auf den Oberkörper legen, um Kleidung und Bettwäsche zu schützen.
- **Pflegekraft:** Einmalhandschuhe anziehen.

Material

- Pean-Klemme
- kleine Kompressen
- Becher mit geeigneter Flüssigkeit zum Auswischen und Spülen füllen
- Material zum Entfernen von Borken (Mundpflegemittel ▶ Tab. 4.2)
- Handtuch

- Zellstoff
- Spatel
- Taschenlampe
- Abwurfbeutel
- Nierenschale
- Salbe für die Lippen (z. B. Dexpanthenol)
- Handschuhe
- evtl. Material für die Zahnpflege

Durchführung

- Bewusstseinsklaren Pflegebedürftigen zuerst Zähne putzen.
- Tupfer auf der Klemme fixieren, sodass die Spitze der Klemme vollständig bedeckt ist, damit ihre Kanten die Mundschleimhaut nicht verletzen. Alternativ: Tupfer um einen Finger wickeln (Handschuhe benutzen). Dabei besteht zwar die Gefahr von Bissverletzungen, die Pflegekraft kann jedoch das Auswischen der Mundhöhle mit mehr Gefühl durchführen, sodass die Gefahr der schmerzhaften Berührung für den Pflegebedürftigen geringer ist.
- Tupfer in Mundpflegelösung eintauchen, am Rand ausdrücken. Der Tupfer sollte nicht zu nass sein, damit der Pflegebedürftige die Flüssigkeit nicht aspiriert.
- Tupfer vorsichtig in den Mund einführen.
- Mundhöhle, Zähne, Wangeninnenfläche, Wangentaschen, Zunge, Raum unter der Zunge und um den harten Gaumen vorsichtig und sorgfältig von hinten nach vorne auswischen, um eine Keimverschleppung zu vermeiden. Bei jedem Wischvorgang neuen Tupfer verwenden. Weichen Gaumen wegen Brechreizgefahr zuletzt und sehr vorsichtig auswischen.
- Zungenbeläge hauchdünn mit Butter bestreichen bzw. mit einer Zitronenscheibe abreiben.
- Sofern keine Aspirationsgefahr besteht: Mund ausspülen lassen.
- Lippen mit Salbe oder Fettstift eincremen.

ACHTUNG

- Bei bewusstlosen Pflegebedürftigen und Menschen mit Schluckstörungen besteht die Gefahr, dass die Mundpflegelösung in die Luftröhre gelangt (*Aspiration*).
- Wenn möglich, Mundschleimhaut durch regelmäßige Getränkegabe anfeuchten.

Nachbereitung

- Betroffene mit Aspirationsrisiko ca. 20 Min. nach der Mundpflege in aufrechter Position sitzen lassen.
- **Material:** gebrauchte Tupfer verwerfen und Mundpflegeset täglich erneuern.
- **Pflegekraft:** Hände desinfizieren und Durchführung sowie Besonderheiten dokumentieren. [9]

Tab. 4.2 Beispiele für Mundpflegemittel.

Mittel	Indikation	Wirkung	Anwendung	Hinweise
Butter, Olivenöl	• Borken auf der Zunge	• Aufweichen und Ablösung von Borken	• auf die Zunge streichen	• bei aspirationsgefährdeten Menschen nicht anwenden, da durch Aspiration eine Fettpneumonie entstehen kann
Kamille Wirkstoffe: ätherische Öle, Chamazulen, Kumarine, Muzine	• Mundpflege • Erkrankungen der Mundhöhle	• antiphlogistisch • mild bakterizid • fungizid	• Lösung • Tee	• Kamille schmeckt angenehm (nicht jedem) • heilende Wirkung • austrocknende Wirkung
künstlicher Speichel z. B. Glandosane®	• Mundtrockenheit	• Anfeuchtung des Mundraums	• in den Mund sprühen	• manche Pflegebedürftige mögen den Geschmack nicht • ersetzt die Mundpflege nicht • kann Mundtrockenheit verstärken (möglicherweise verringert er die physiologische Speichelproduktion zusätzlich)
Mittel zur Desinfektion z. B. Hexoral®, Doreperol® Wirkstoff: Chlorhexidin	• Erkrankungen der Mundhöhle	• Desinfektion des Mund- und Rachenraums	• unverdünnt zum Aussprühen oder Auswischen	• scharfer, für die meisten Menschen unangenehmer Geschmack • Medikament enthält Alkohol, deshalb nicht im Delir und bei alkoholkranken Menschen anwenden • austrocknende Wirkung • zerstören die Mundflora

Tab. 4.2 Beispiele für Mundpflegemittel. *(Forts.)*

Mittel	Indikation	Wirkung	Anwendung	Hinweise
Myrrhe Wirkstoffzusammensetzung ist nur z. T. bekannt	• Mundpflege • Erkrankungen der Mundhöhle	• Granulationsförderung • Desinfektion (ätherisches Öl)	• Tee • Tinktur	• Tinktur bei Pinselung unverdünnt, zur Mundspülung 50–100-fach verdünnt anwenden
Pagavit® Wirkstoffe: Glyzerin, Zitronensäure, Limonenextrakt	• Erfrischung	• Erfrischung	• Päckchen mit 3 gebrauchsfertig getränkten Wattetupfern	• zur speziellen Mundpflege kaum effektiv Außerdem: • Abfallproblem • austrocknende Wirkung auf die Mundschleimhaut • greift den Zahnschmelz an
Dexpanthenol z. B. Bepanthen®-Salbe, -Lösung	• Behandlung von Borken • Lippenpflege • Schleimhautverletzungen	• Aufweichen von Borken • Geschmeidighalten von Lippen • heilende Wirkung	• Auftragen auf die Borken bzw. die Lippen • bei Schleimhautverletzungen aufpinseln, aufsprühen, spülen	• kein Mittel zur dauerhaften Mundpflege • unangenehmer Geschmack

Tab. 4.2 Beispiele für Mundpflegemittel. *(Forts.)*

Mittel	Indikation	Wirkung	Anwendung	Hinweise
Salbei Wirkstoffe: ätherisches Öl, Cineol, Gerb- und Bitterstoffe	• Mundpflege bei Gefahr von Mundschleimhauterkrankungen	• lokal antiphlogistisch • bakteriostatisch • adstringierend • Schutz der Schleimhaut gegen bakterielle, chemische und mechanische Einflüsse	• Tee • Tinktur	• bitterer Geschmack • Tinktur bei Pinselung unverdünnt, zur Mundspülung 20-fach verdünnt anwenden
Wasserstoffsuperoxid	• Erkrankungen der Mundhöhle	• Desinfektions- und Bleichmittel • Ablösung von Belägen und Speiseresten • Granulationsförderung, aber gleichzeitig Zerstörung frischen Granulationsgewebes	• 1-prozentige Lösung • jeden bzw. jeden zweiten Tag	• Reizung der Zunge und Mundschleimhaut, deshalb den Mundraum nach der Anwendung mit Wasser spülen • Verwendung nur nach sorgfältiger Indikationsstellung

4.7 Obstipationsbezogene Maßnahmen der Mobilisation

Definition

Obstipation (*Stuhlverstopfung;* lat. ob = *gegen;* stipare = *zusammendrängen*): Verzögerte oder mangelhafte Darmentleerung höchstens alle drei bis vier Tage mit harter Stuhlkonsistenz durch vermehrten Entzug von Wasser im Dickdarm, oft verbunden mit Schmerzen bei der Defäkation.

4

Jede Art körperlicher Bewegung fördert die Darmbewegungen (*Peristaltik*). Ein mobiler Darm befördert den Speisebrei schneller und sorgt dafür, dass dem Stuhl nicht zu viel Wasser entzogen wird. Es ist also wichtig, die **Mobilität** des Pflegebedürftigen zu erhalten bzw. zu **erhöhen.**

Selbstständige Förderung der Darmbewegung

Pflegebedürftige Menschen können mit speziellen Übungen ihre **Bauchmuskulatur** trainieren und damit die beim Abführen erforderliche **Bauchpresse** kräftigen.

Geeignete Bewegungsformen sind z. B.:

- **Gehen** und **Treppen steigen.**
- **Spaziergänge** im Freien.
- Einfache **Bewegungsübungen** (nach S. Huhn):
  - *Bauchschnellen:* beim Einatmen Bauch einziehen, dann ruckartig nach vorn schnellen lassen und dabei ausatmen. Diese Übung kann beliebig oft durchgeführt werden oder zehnmal vor der geplanten Darmentleerung.
  - *Bauchpresse:* Bauch kräftig einziehen, bis zehn zählen und dann langsam entspannen. Diese Übung kann dreimal täglich mit jeweils fünf Wiederholungen durchgeführt werden.
  - *Knieheben im Sitzen oder Liegen:* einen Oberschenkel mit gebeugtem Unterschenkel so hoch wie möglich anziehen, kurz halten und langsam zurückbewegen; rechts und links jeweils zehnmal wiederholen.

Weitere physikalische Maßnahmen zur Anregung der Peristaltik:

- Heißes **Duschen.** Brausekopf ca. 10 cm von der Bauchdecke entfernt halten und kleine Kreise über den Bauch ziehen, am rechten Unterbauch beginnen und dem Verlauf des Dickdarms folgen. Diese Prozedur kann mehrfach wiederholt werden.
- Rhythmische **Bauchmassage.** Der pflegebedürftige Mensch nimmt eine entspannte Sitzhaltung ein. Er legt seine Hände so auf den Bauch, dass sich die Finger im Bereich des Nabels mit etwa 10 cm Abstand gegenüber liegen; Bauchdecke mit den Fingern leicht eindrücken und loslassen; dabei angenehmen Rhythmus finden.

Pflegeassistierte Förderung der Darmbewegung

Kolonmassage

Die **Kolonmassage** regt Darmbewegungen an. Sie darf nicht bei Entzündungen, Tumoren im Bauchraum, Durchfall oder Darmverschluss angewendet werden.

Vorbereitung

- Günstigster Zeitpunkt: frühestens eine Std. nach der letzten und spätestens eine Std. vor der nächsten Mahlzeit.
- Pflegebedürftigen bitten, die Blase zu entleeren, evtl. beim Toilettengang unterstützen.

Durchführung

- An die rechte Seite des entspannt liegenden Pflegebedürftigen stellen.
- Rechte Hand in Höhe des Blinddarms auf die (vom Pflegebedürftigen aus gesehen) linke Seite des Unterbauches legen und mit der linken Hand beschweren.
- Den Bereich mit kreisenden Bewegungen im Uhrzeigersinn massieren, bei jeder Einatmung einen Halbkreis ohne Druck, bei jeder Ausatmung einen Halbkreis mit Druck (der Druck kommt von der linken Hand) in Richtung der physiologischen Peristaltik ausführen (bei schneller und flacher Atmung nur bei jedem zweiten Atemzug massieren).
- Mit den Bewegungen den Verlauf des Kolons an der linken Körperseite Richtung Rippenbogen, quer über den Oberbauch zur rechten Seite und dort dann fußwärts bis zum Unterbauch fortlaufend massieren, nach jedem Kreis ein Stück weiter ansetzen.
- Insgesamt soll die Massage ca. 5 Min. in Anspruch nehmen.

Merke

Kolonmassage darf nicht schmerzhaft sein.

- Keinen Druck gegen die physiologische Peristaltik ausüben, deshalb:
  - mit Druck in Peristaltikrichtung massieren,
  - mit der massierenden Hand nicht senkrecht drücken, sondern schräg in Richtung der Peristaltik. Senkrechter Druck würde sich in beide Richtungen ausbreiten.

Flankenwackeln

Flankenwackeln regt den aufsteigenden und absteigenden Dickdarm an und entspannt die Bauchdecke.

Durchführung

Die auf der Flanke aufgesetzte Hand des Pflegenden „wackelt" locker und rhythmisch auf einer Flanke. Beide „Flanken" abwechselnd etwa 2 Min. lang so bewegen.

Baucheinreibung

Eine **Baucheinreibung** regt die Darmperistaltik an und wirkt sich wohltuend bei Blähungen aus.

Durchführung

Die Hände der Pflegekraft liegen rechts und links neben dem Nabel. Sie bewegen sich entsprechend dem Dickdarmverlauf im Uhrzeigersinn kreisförmig um den Nabel. Die linke Hand beschreibt einen vollständigen Kreis. Die rechte Hand vollzieht vom linken Beckenkamm bis zur Schambeinmitte einen Halbkreis. Im Bereich der Magengrube (*Sonnengeflecht*) ist jeder Druck zu vermeiden. Die Bauchhaut darf sich nicht in Falten verschieben. Eine Kreisbewegung dauert ungefähr einen langsamen Atemzug. Die Einreibung nimmt etwa 2 Min. in Anspruch. [9]

4.8 Pneumoniebezogene Maßnahmen der Mobilisation

Definition

Pneumonie (*Lungenentzündung*): Entzündung des Lungenparenchyms durch allergische, physikalisch-chemische oder infektiöse Ursachen. Pneumonien gehören in Industrieländern zu den am häufigsten zum Tode führenden Infektionskrankheiten.

Körperliche Bewegung jeder Art ist als vorbeugende Maßnahme gegen die Entstehung einer **Pneumonie** zu betrachten. Sie verstärkt und vertieft die Atmung und hilft, alle Lungenabschnitte zu belüften. Körperliche Aktivität fördert zudem die Sekretlösung und seinen Transport nach außen.

Atemübungen

Atemübungen, auch *Atemgymnastik* genannt, helfen, alle Lungenabschnitte zu belüften und eine wirkungsvolle Atemtechnik anzuwenden, auch über die eigentliche Übungszeit hinaus. Dazu sind die Übungen (mit oder ohne Geräte) regelmäßig über einen längeren Zeitraum auszuführen. Sie aktivieren auch die natürlichen Selbstreinigungsmechanismen der Atemwege.
Bei **chronischen Atemwegserkrankungen,** z. B. Asthma oder Bronchitis, kann der Betroffene aktiv etwas für seine Gesundheit tun, indem er die Übungen selbstständig durchführt.
Atemübungen sind durch Physiotherapeuten oder als **Atemtherapeuten** ausgebildete Pflegekräfte anzuleiten. Pflegende unterstützen und überwachen die Ausführung der Techniken. Sie können viele dieser Übungen in andere Pflegemaßnahmen integrieren, z. B. in die Körperpflege.
Je nach seinen Ressourcen wiederholt der Pflegebedürftige die Übungen mehrmals täglich. Pflegekräfte achten darauf, dass er sich nicht erschöpft, denn vor allem für geschwächte Menschen ist die Atemarbeit sehr anstrengend.

Tiefe Ein- und Ausatmung

Tiefe, bewusste **Ein- und Ausatmung** hilft, die Belüftung aller Lungenbläschen zu sichern. Mobile Menschen sorgen im Zuge ihrer körperlichen Aktivität automatisch und fortlaufend für eine gute Lungenfunktion, indem sie in unregelmäßigen Abständen tiefer einatmen und z. B. gähnen. Bettlägerige Pflegebedürftige sind zum richtigen Atmen zu motivieren. Pflegende fordern sie auf, mehrmals täglich drei- bis fünfmal tief und langsam ein- und ausatmen. Damit während dieser Übung genügend Sauerstoff in die Lungen gelangt, ist es sinnvoll, vor den Atemübungen das Zimmer zu lüften (Stoßlüften statt Fensterkippen).

Kontaktatmung

Zur **Kontaktatmung** legen Pflegende ihre Hände auf den Brustkorb und den Bauch des Pflegebedürftigen und bitten ihn, gezielt in diese Areale zu atmen (▶ Abb. 4.6). Die Übung bewirkt eine gesteigerte Wahrnehmung der Atmung.

Je nachdem, für welchen Atemtyp der Betroffene sensibilisiert werden soll, wählen Pflegekräfte unterschiedliche Kontaktflächen. Die Hände liegen

- zur Bauchatmung auf dem Bauch,
- zur Flankenatmung auf der Basis der Lungenflügel seitlich am Brustkorb,
- zur Brustatmung auf dem Brustkorb.

Der Betroffene stellt sich während der Übung vor, gegen die Hände der Pflegekraft zu atmen. Während der Ausatmung kann die Pflegekraft durch leichten Druck das Senken des Brustkorbs und Einziehen des Bauchs unterstützen. Diese Übung ist etwa zehn Atemzüge lang und mehrmals täglich durchzuführen. Kooperative Pflegebedürftige können sie nach einigen Wiederholungen selbstständig ohne Händeauflegen ausführen.

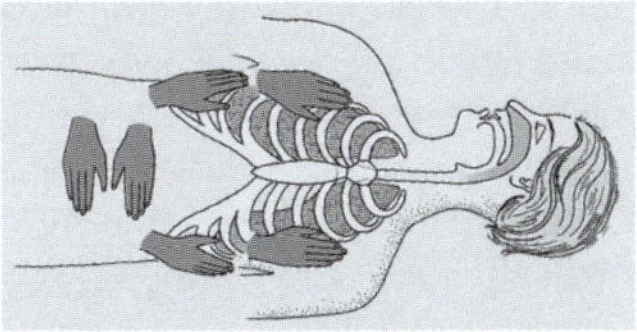

Abb. 4.6 Verschiedene Stellungen der Hände Pflegender bei der Kontaktatmung. [L157]

Atmen gegen Widerstand

Das **Ausatmen gegen Widerstand** führt zu einer vertieften Atmung, weil der Übende intensiv einatmet, um genügend Kraft für die Ausatmung zu haben.

Pflegekräfte bitten den Betroffenen z. B.

- einen Luftballon aufzublasen (kontraindiziert bei Bluthochdruck),
- Wattebällchen wegzupusten,
- Mit einem Strohhalm in einem Wasserglas Blasen (auch Seifenblasen) zu erzeugen,
- ein als Mobile z. B. über dem Bett aufgehängten leichten Gegenstand (etwa Papier) in Bewegung zu versetzen.

Führen Betroffene diese Übungen zu intensiv und zu schnell hintereinander durch, entsteht die Gefahr einer Hyperventilation. Deshalb bremsen Pflegende sehr eifrige Pflegebedürftige und lassen sie zwischendurch ausruhen.

Diese Übungen eignen sich besonders gut für **demente Menschen,** die zu einem kontinuierlichen Atemtraining kaum in der Lage sind.

Mit solchen und ähnlichen Techniken, z. B. Tierstimmen nachahmen, singen, lachen oder Heißes kalt pusten, lässt sich die Atmung spielerisch und abwechslungsreich den ganzen Tag über trainieren.

ACHTUNG

Menschen mit Lungenemphysem sollen Atemübungen gegen Widerstand nur nach Arztrücksprache anwenden. Der erhöhte Druck in den Lungen kann zur Zerstörung weiterer Lungenbläschen führen und damit die Gasaustauschfläche verringern. Platzen große Emphysemblasen, gelangt ggf. Luft in den Spalt zwischen den Pleurablättern und verursacht einen Pneumothorax, bei dem der betroffene Lungenflügel kollabiert und nicht mehr für die Atmung zur Verfügung steht (Notfall).

Eine weitere einfach durchzuführende Übung ist die **dosierte Lippenbremse.** Dazu atmet der Pflegebedürftige mit geschlossenem Mund durch die Nase ein. Während der Ausatmung lässt er die Luft leicht und ohne Anstrengung zwischen den locker aufeinander liegenden Lippen geräuschlos entweichen. Dies erzeugt einen Widerstand, der den Druck in den Luftwegen künstlich erhöht, die Bronchiolen öffnet und den Widerstand in den tiefer gelegenen Atemwegen reduziert. Die Übung erleichtert die Ausatmung und verbessert die Lungenbelüftung.

Der Pflegebedürftige achtet darauf, ohne Druck auszuatmen und keine Geräusche zu erzeugen. Es geht hauptsächlich darum, sich Zeit für den fließenden Atem zu nehmen.

ACHTUNG

Während der Übung überwachen Pflegekräfte den Übenden. Übersteigt die Atemfrequenz 24 Atemzüge/Min., verfärbt sich die Haut bläulich oder fühlt sich der Betroffene nicht wohl, ist die Übung sofort abzubrechen.

SMI-Atemtrainer

SMI-Atemtrainer (*Sustained Maximal Inspiration Trainer*) forcieren die langsame und vertiefte Einatmung. Es stehen flow- und volumenorientierte Geräte zur Verfügung.

- **Flow-orientiert.** Die Strömungsgeschwindigkeit der Einatemluft soll einen (Mediflo®) oder mehrere (Triflo®) Bälle im Gerät in der Schwebe halten.
- **Volumen-orientiert.** Das zu erreichende Ziel ist optisch markiert.

Wenn eine **Operationen** geplant stattfinden soll, beginnt das Atemtraining bereits vor dem Eingriff, da es den Erkrankten in der postoperativen Phase erfahrungsgemäß schwerer fällt, neue Techniken zu erlernen. Außerdem erfährt der Erkrankte durch die Beschäftigung mit dem Thema seine Atemleistung unter normalen Umständen (z. B. in Schmerzfreiheit) kennen. Dies motiviert ihn nach der Operation, seine Ausgangswerte zu erreichen.
Durchführung einer Atemübung mit einem floworientierten Gerät:
- Pflegebedürftigen informieren und bitten, sich zu setzen.
- Nase mit einer Nasenklemme verschließen, alternativ kann sich der Betroffene die Nase auch zuhalten.
- Pflegebedürftigen bitten, auszuatmen.
- Mundstück mit den Lippen fest umschließen lassen.
- Anweisung, langsam und gleichmäßig einzuatmen, sodass der Ball steigt.
- Ball 2–3 Sek. in der Schwebe halten lassen.
- Luft kurz anhalten lassen.
- Gerät absetzen und langsam ausatmen lassen.
- 8–10 Mal wiederholen, mehrmals täglich durchführen.
- Erkrankten beim Abhusten des Sekrets unterstützen.

Merke

SMI-Trainer sind Einmalartikel, die beim Übenden verbleiben.

VRP-Gerät

VRP-Geräte (*Flutter*) funktionieren über einen unterschiedlichen hohen Atemwegswiderstand (**v**ario-**r**esistance-**p**ressure, kurz **VRP**). Dabei verlegt eine Kugel in einem Kunststofftrichter den Atemweg, schafft also eine künstliche Enge, gegen die der Übende ausatmet.
Wie bei der dosierten Lippenbremse erhöht sich durch das Ausatmen gegen Widerstand der Druck in den Bronchiolen, beim Einatmen normalisiert er sich. Die dabei entstehenden Druckschwankungen versetzen die Luft in den Bronchiolen in Schwingungen. Diese Vibrationen, auch „endobronchiale Perkussion" genannt, lösen zähes Sekret von der Bronchialwand, sodass es leichter abgehustet werden kann. Angewendet wird das VRP-Gerät zur
- Lösung von Bronchialsekret, z. B. bei chronischer Bronchitis, Bronchiektasie und Mukoviszidose,
- Verhinderung eines Bronchialkollapses,
- Dämpfung eines Hustenreizes.

Bevor der Pflegebedürftige mit der Atemübung beginnt, erklären die Pflegenden die Funktion des Geräts und seinen Nutzen.

Durchführung

- Im Sitzen mit aufrechter Körperhaltung üben, weil das Zwerchfell in dieser Position einen größeren Bewegungsspielraum hat.
- Mundstück fest mit den Lippen umschließen.

- Tief durch die Nase einatmen.
- Atem kurz anhalten, dann gleichmäßig in das Gerät ausatmen.
- Ablauf 7 Mal wiederholen, dann eine Pause von fünf Atemzügen einlegen, anschließend erneut sieben Atemzüge mit dem Gerät usw.; Dauer eines Atemtrainings: zehn Min.; bei akuter Pneumoniegefahr stündlich wiederholen.

Zur Reinigung kann man das Gerät auseinander nehmen, mit warmem Wasser spülen, trocknen lassen und die Teile zusammenschrauben.

Atemerleichternde Lagerungen

Das Pneumonierisiko bettlägeriger, immobiler Menschen lässt sich durch regelmäßige Lagerungswechsel (▶ Kap. 3.1) verringern, unter deren Einfluss nach und nach verschiedene Lungenabschnitte belüftet und gut durchblutet werden.

Atemerleichternde Lagerungen unterstützen die Belüftung und Entlastung der Lunge (▶ Tab. 4.3). Der Pflegebedürftige wechselt mehrmals täglich zwischen den Positionen. Sie sollen nicht mit Schmerzen verbunden sein. Insbesondere alte Menschen tolerieren Dehnlagerungen meist nicht lange. Es genügt, sie für etwa 5–10 Min. beizubehalten.

Tab. 4.3 Atemerleichternde Lagerungen zur wechselnden Unterstützung der Belüftung verschiedener Lungenabschnitte. [L119, L138]

Lagerungstyp	Wirkung	Beschreibung
Oberkörperhochlagerung	• erleichtert Atmung, deshalb zur Anwendung bei Dyspnoe geeignet	• Oberkörper erhöht lagern • Arme zur Unterstützung der Atemhilfsmuskulatur unterlagern; reduziert gleichzeitig den Druck auf die Sitzbeinhöcker • Einsatz einer Rolle unter den Oberschenkeln zur Entspannung der Bauchmuskulatur **beachten:** • Dekubitusgefahr durch Scherkräfte, wenn Betroffener nach unten rutscht (v. a. am Steißbein) • Rutschbremse und Druckreduktion an den Fersen beachten • Lagerung regelmäßig wechseln, da sie eine verminderte Belüftung der unteren Lungenabschnitte forciert
Seitenlagerung	• verhindert Sekretansammlung • gute Belüftung des oben liegenden Lungensegments • erleichtert Abhusten von Sekret	• bei 90°-Lagerung evtl. oben liegendes Bein anwinkeln lassen – oft genügt es, den Betroffenen in die 30°-Seitenlage zu bringen • unten liegenden Arm ausstrecken • evtl. Lagerungshilfsmittel verwenden • Seitenlagerung zweistündlich wechseln, damit alle Lungensegmente belüftet werden **beachten:** • hohe Druckbelastung in 90°-Lagerung auf Hüfte, Brustkorb und Knöchel, deshalb bei Dekubitusgefährdung nach 30 Min. Lagerungswechsel • Effektivität lässt sich steigern, wenn der obere Arm ebenfalls nach vorne und oben gelagert wird, sodass sich der Brustkorb zusätzlich dehnt

Tab. 4.3 Atemerleichternde Lagerungen zur wechselnden Unterstützung der Belüftung verschiedener Lungenabschnitte. [L119, L138] *(Forts.)*

Lagerungstyp	Wirkung	Beschreibung
Halbmondlagerung in Rückenlage 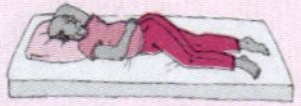	• gute Belüftung der Lunge auf der gedehnten Seite durch Vergrößerung der Atemfläche	• Rückenlage: Eine Hand des Betroffenen über den Kopf legen, die andere Hand und die gestreckten und geschlossenen Beine bewegen sich aufeinander zu • Lagerung so lange, wie es der Betroffene toleriert, etwa 5–10 Min.
Dreh-Dehnlage 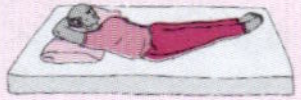	• erleichtert die Atmung • vergrößert die Atemfläche	• Betroffenen in Seitenlage lagern • oben liegenden Arm unter den Kopf legen • Oberkörper so weit wie möglich auf den Rücken drehen, Beine bleiben in Seitenlagerung **beachten:** • tolerieren alte Menschen häufig nicht gut, nur für 5–10 Min. anwenden • nicht anwenden, wenn der Betroffene Schmerzen hat
A-Lagerung 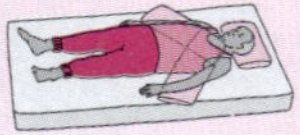	• belüftet obere Lungenabschnitte (Lungenspitzen) • entlastet das Steißbein	• zwei leichte Kissen zu Schiffchen formen • zeigen die Öffnungen der Schiffchen nach außen sind Mikrobewegungen möglich • Schiffchen wie ein A unter den Rücken legen, sodass ihre Spitzen etwa in Höhe des Nackens enden • Wirbelsäule liegt frei, Arme auf zusätzlichen Kissen lagern • kann auch mit einer gerollten Decke oder „Schlange“ durchgeführt werden. • zusätzliches Kissen unter den Kopf legen • Kissen unter Oberschenkel, Knie liegen in ca. 15°-Beugung • Druckreduktion an den Fersen beachten • 2–3 Mal täglich für ca. 30 Min.

Tab. 4.3 Atemerleichternde Lagerungen zur wechselnden Unterstützung der Belüftung verschiedener Lungenabschnitte. [L119, L138] *(Forts.)*

Lagerungstyp	Wirkung	Beschreibung
V-Lagerung 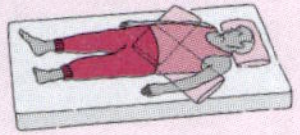	• belüftet die Flanken	• zwei leichte Kissen zu Schiffchen (*) formen • Schiffchen wie ein V unter den Rücken legen, sodass ihre Spitzen etwa in Höhe des Kreuzbeines enden • Teile der Wirbelsäule und Schulterblätter liegen frei • zusätzliches Kissen unter den Kopf legen • 2–3 Mal täglich für ca. 15–30 Min. • Kissen unter Oberschenkel, Knie liegen in ca. 15°-Beugung • Druckreduktion an den Fersen beachten **beachten:** • wegen hoher Druckbelastung im Steißbeinbereich nicht bei Dekubitusgefahr anwenden
T-Lagerung 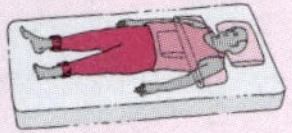	• dehnt den Brustkorb und vergrößert die Atemfläche • stützt Wirbelsäule und Schultern	• zwei leichte Kissen zu Schiffchen formen • Betroffenen in Rückenlage bringen • Schiffchen in T-Form unter den Rücken legen, sodass die Wirbelsäule und die Schultern unterstützt sind. Rippen liegen zur besseren Belüftung der Lunge frei • zusätzliches Kissen unter den Kopf legen • Kissen unter Oberschenkel, Knie liegen in ca. 15°-Beugung • Druckreduktion an den Fersen beachten
I-Lagerung 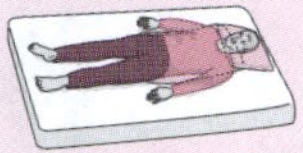	• dehnt den Brustkorb und vergrößert die Atemfläche • stützt die Wirbelsäule	• ein Kissen zum Schiffchen (*) formen • Betroffenen in Rückenlage bringen • Schiffchen so unter den Rücken legen, dass die Wirbelsäule unterstützt ist • sonst wie oben • eignet sich besonders für kleine, schmale Menschen

(*) Kissen zu Schiffchen formen: eine Seite des Kissens bis zur Hälfte in den anderen Teil des Kissens stülpen

Atemstimulierende Einreibung

Die **atemstimulierende Einreibung** gehört streng genommen nicht zur Pneumonieprophylaxe, weil sie keine ausgesprochene vorbeugende Funktion hat. Allerdings hilft sie den Pflegebedürftigen, sich intensiv auf ihre Atmung zu konzentrieren (▶ Abb. 4.7). Die Einreibung wirkt (bei korrekter Anwendung) beruhigend und fördert die Eigenwahrnehmung.

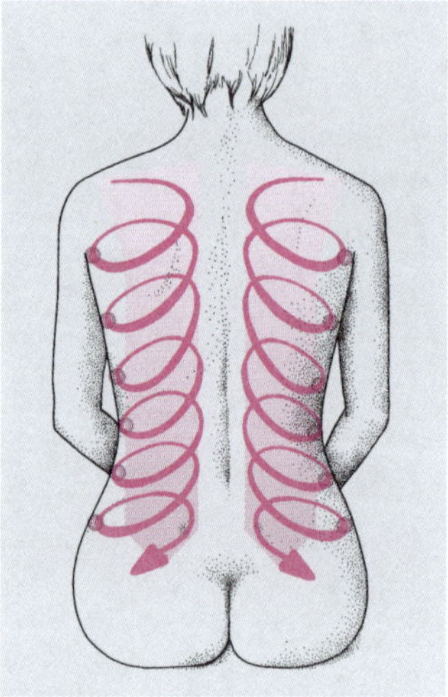

Abb. 4.7 Bewegungslinien für die atemstimulierende Einreibung. [L157]

Vorbereitung

- **Pflegekraft:** Schmuck und Uhr ablegen, Hände waschen und anwärmen, möglichst ohne Handschuhe arbeiten.
- **Raum:** evtl. lüften, für angenehme Raumtemperatur und Ruhe sorgen, evtl. Schild „Bitte nicht stören" anbringen.
- **Pflegebedürftiger:** informieren und bequem nach Wunsch lagern, z. B. sitzend, in Bauch- oder Seitenlage. Rücken entkleiden.
- **Material:** angewärmte Körperlotion oder Massageöl (vorzugsweise ohne Parfümzusatz; ggf. kann ein Aromaöl Anwendung finden).

Durchführung

- Lotion oder Öl in die Hände geben und auf den Rücken vom Nacken bis zum Steiß auftragen.
- Mit beiden Händen in Kreisen unter leichtem Druck von den Schultern bis zum Steiß einreiben, Wirbelsäule aussparen.
- Während der Ausatmung mit leichtem Druck abwärts streichen, während der Einatmung ohne Druck die Kreise schließen (▶ Abb. 4.7).
- Einreibung nicht am, sondern mit dem Betroffenen gemeinsam ausführen. Angestrebt ist ein Atemrhythmus von ca. 16–20 pro Min., wobei die Ausatmung etwa doppelt so lang dauern soll wie die Einatmung.
- Sind die Hände am Steiß angekommen, nicht beide Hände gleichzeitig lösen, sondern Körperkontakt halten und die Hände **nacheinander** zur Schulter führen.
- Etwa 5–8 Wiederholungen, dann Rücken von oben nach unten parallel zur Wirbelsäule ausstreichen.
- Betroffenen für ca. 30 Min. ruhen lassen.

Inhalationen

Inhalationen bedürfen einer ärztlichen Anordnung. Man verwendet sie, um

- Atemwege anzufeuchten,
- Lungenerkrankungen (z. B. Bronchitis) und Atemwegsinfektionen zu behandeln,
- Pneumonien vorzubeugen (Lockerung von Sekret).

Inhalationen bringen die Wirkstoffe direkt an den gewünschten Wirkungsort, ohne den gesamten Organismus zu belasten.

Je nach **Tröpfchengröße** gelangt die Flüssigkeit unterschiedlich tief in die Atemwege (▶ Tab. 4.4):

Tab. 4.4 Verschiedene Inhalate und ihre Anwendung.

Inhalat	Tröpfchengröße	Wirkungsort	Anwendung
Dampf	> 30 µm	Mund-Nasen-Rachen-Raum bis Kehlkopf	• Infekte im Nasen-Rachen-Raum
Aerosol	10–30 µm	Trachea, Bronchien	• Bronchitis, Asthma bronchiale
Nebel	<10 µm	bis zu den Alveolen	• zur Anfeuchtung der Atemluft; meist bei Pflegebedürftigen, die durch den offenen Mund atmen

Vorbereitung

Pflegebedürftiger

- Informieren und bitten, die Nase zu schnäuzen und zu husten.
- Evtl. Haare und Brust mit einem Handtuch schützen.
- Zum ordnungsgemäßen Gebrauch des Inhalationsgeräts anleiten und die Technik überwachen.
- Bitten, tief zu atmen, damit die Wirkstoffe zu ihrem Bestimmungsort vordringen können.

Material

- Einweisung nach Maßgabe der Medizinprodukte-Betreiberverordnung (nur für professionell Pflegende erforderlich).
- Aufbereitetes Zubehör zusammenbauen.
- Handtuch bereitlegen.
- Angeordnete Inhalationslösung (z. B. NaCl 0,9 %) und ggf. Medikamentenzusatz einfüllen.
- Taschentücher bzw. Zellstoff in Reichweite legen.

Nachbereitung

- **Pflegebedürftigen:** abtrocknen, zum produktiven Abhusten anleiten, Hautpflege durchführen, anschließend ruhen lassen.
- **Material:** Geräte täglich reinigen und desinfizieren, Schlauchsystem nach jeder Anwendung wechseln, um ein Bakterienwachstum zu vermeiden.
- Dokumentation in das entsprechende Dokumentationssystem.

Gesichtsdampfbad oder Inhaliergeräte

Das **Dampfbad** ist eine sehr alte Inhalationsmethode. Die Handhabung ist einfach und kommt bei Erkältungen und Infektionen der oberen Atemwege in der häuslichen Versorgung häufig zur Anwendung.

Vorbereitung

- Topf oder Schale mit heißem, dampfendem Wasser bzw. Kamillentee füllen. Pflegekräfte können dem Wasser nach Rücksprache mit dem Erkrankten auch einige Tropfen ätherischer Öle, z. B. Eukalyptus, zusetzen.
- Badehandtuch bereitlegen.

Durchführung

- Erkrankter beugt sein Gesicht über den Wasserdampf; Handtuch über den Kopf breiten, damit der Dampf nicht entweichen kann.
- Abstand zum Wasserdampf nach Wünschen und Verträglichkeit des Erkrankten wählen.
- Erkrankten auffordern, tief und gleichmäßig durch die Nase ein- und den Mund auszuatmen.
- Die Inhalation sollte etwa 10 Min. dauern.

Für das **Gesichtsdampfbad** sind in Apotheken auch **einfache Inhaliergeräte** erhältlich, die aus einem Flüssigkeitsbehälter und einer daran befestigten Gesichtsmaske bestehen. In den Flüssigkeitsbehälter ist heißes Wasser zu füllen. Der Erkrankte inhaliert über die Gesichtsmaske. In **elektrische Inhaliergeräte** ist kaltes Wasser zu füllen. Der Dampf entsteht durch Hitze. Meist atmen Erkrankte den Dampf aus diesen Geräten über ein Mundstück ein.

ACHTUNG

- Bei allen Dampfbädern, egal ob mit Schüssel oder Inhaliergeräten, besteht Verbrühungsgefahr, deswegen sind sie nicht für verwirrte Menschen geeignet.
- Auch von nicht verwirrten alten Menschen Einverständnis einholen. Manchmal löst der heiße Dampf unter dem Handtuch bei der Schüssel-Methode Angst aus.
- Nicht unmittelbar vor bzw. nach dem Essen inhalieren, da dies zu Übelkeit und Erbrechen führen kann.

Aerosolapparat

Aerosolapparate arbeiten nach dem Zerstäuberprinzip. Druckluft wirbelt Wasser mit Luft auf, das mit der Einatmung in Trachea und Bronchien gelangt.

Durchführung

- Verordnete Menge Flüssigkeit in die Dosierkammer füllen.
- Kompressor anstellen.
- Erkrankten durch die Maske atmen lassen.

- Gegebenenfalls Knopf drücken, damit das Aerosol während der Einatmung entsteht.
- Dauer richtet sich nach der verordneten Flüssigkeitsmenge.
- Maske und Schlauch nach der Inhalation reinigen.
- Materialien verbleiben beim Erkrankten.

Ultraschallvernebler

Ultraschallvernebler vernebeln steriles, kaltes Wasser oder 0,9-prozentige NaCl-Lösung, evtl. unter Zusatz von Medikamenten, indem sie mit Ultraschallwellen feinste Tröpfchen erzeugen. Ein Gebläse transportiert den kalten Nebel über einen Schlauch zum Erkrankten.
Pflegende bringen das Schlauchende des Ultraschallverneblers meist dreimal täglich für 20 Min. ca. 10–20 cm vor das Gesicht bzw. den Mund des Erkrankten. Während der Einatmung gelangt der Nebel tief in die Atemwege und befeuchtet sie.
Gelegentlich empfinden Pflegebedürftige (v. a. mit Demenz) den kalten Nebel als unangenehm. Es kann erforderlich sein, den Betroffenen während der Anwendung zu überwachen.
Da es zahlreiche Gerätetypen gibt, ist es wenig sinnvoll, ein einheitliches Vorgehen zu beschreiben. Pflegende lesen vor der Inbetriebnahme die Bedienungsanleitung und lassen sich nach der Medizinprodukte-Betreiberverordnung in die Handhabung einweisen.

ACHTUNG

Da Ultraschallvernebler **kaltes** Wasser vernebeln, können sie ein Keimreservoir bilden, wenn Zubehör, z. B. Schläuche und Behälter, nicht sorgfältig gereinigt, desinfiziert bzw. sterilisiert werden. Geräte mit geschlossenem Wasserreservoir sind offenen Systemen vorzuziehen. In jedem Fall sind die Herstellerangaben zu beachten.

IPPB-Gerät

Die druckluftgetriebenen **IPPB-Geräte** (kurz für *intermittent positive pressure breathing*) ermöglichen eine Kombination aus Inhalation und Atemtraining. Während seiner Anwendung ist die Verabreichung sekretlösender oder spasmolytischer Arzneimittel möglich. Ein Trigger (*Auslöser*) am Gerät ist auf das individuelle Atemverhalten und die Atemleistung des Erkrankten eingestellt. Während der Einatmung muss der Übende einen Mindestsog erzeugen, um den Flow (*Gasfluss*) auszulösen. Eine angemessene Einstellung ist wesentlich. Zu niedrig eingestellter Flow erzeugt Atemnot. Ist er zu hoch eingestellt, kann eine Überblähung der Lunge entstehen. In der Ausatmungsphase schaltet das Gerät einen exspiratorischen Widerstand zu, der die Ausatmung kräftigt und das Abhusten erleichtert. Die Anwendung des IPPB-Geräts erfolgt nach ärztlicher Anordnung, z. B. zur Verbesserung der Ventilation (etwa bei Astmatikern oder Menschen mit Lungenemphysem). Es kann helfen, Atelektasen aktiv zu öffnen. Alle Personen, die das Gerät anwenden, sind entsprechend der Medizinprodukte-Betreiberverordnung in die Handhabung einzuweisen.

Vibrationsmassage

Die **Vibrationsmassage** wirkt durch die Schwingungen, die sie im Brustkorb erzeugt. Dadurch löst sich das Sekret. Es wird in die großen Bronchien transportiert und lässt sich abhusten.

Kontraindikationen

- Herzinfarkt
- Lungenembolie
- Thrombose
- erhöhte Blutungsneigung
- Metastasen oder Tumoren im Bereich der Wirbelsäule
- Osteoporose
- Rippenbrüche
- Kopfverletzungen

Durchführung

- Erkrankten auf die Seite lagern
  - Linksseitenlage, um in der rechten Lunge den Schleim zu lösen,
  - Rechtsseitenlage, um in der linken Lunge den Schleim zu lösen.
- Leichten vibrierenden Druck mit dem Handballen ausüben.
- Nur in der Ausatemphase vibrieren.
- Von unten nach oben und von außen nach innen vibrieren.
- Nieren und Wirbelsäule auslassen.
- Während der gesamten Maßnahme Hautkontakt mit dem Pflegebedürftigen behalten.
- Dauer der Maßnahme: ca. 5 Min.
- Erkrankten in bereitgelegte Einmaltücher abhusten lassen.

Die Vibrationsmassage lässt sich auch mit einem Vibrationsgerät durchführen, z. B. Vibrax® oder Vibramat®. Bei medizinischen Geräten ist eine Unterweisung nach Maßgabe der Medizinprodukte-Betreiberverordnung notwendig.

Merke

Pflegende erlernen die Vibrationsmassage am besten unter Anleitung eines Physiotherapeuten. Zielloses Abklopfen oder Abklatschen richtet mehr Schaden an, als dass es hilft.

RC-Cornet®

Bei dem **RC-Cornet®** handelt es sich um ein gekrümmtes, am Ende mit zwei kleinen Öffnungen versehenes Kunststoffrohr, in dem sich ein flexibler Gummischlauch befindet. Atmet der Erkrankte über das Mundstück in das Kunststoffrohr, beginnt Gummischlauch zu flattern. Die Vibrationen setzen sich über die Ausatemluft in die Bronchiolen fort und führen hier zur Sekretlösung. Über ein drehbares Mundstück ist der Druck zu variieren, gegen den der Erkrankte anatmet. Dadurch ändert sich die Frequenz der Vibrationen. Gleichzeitig nimmt die Atemtiefe zu, da die Ausatmung gegen einen Widerstand erfolgt.

Anleitung zum produktiven Husten

Produktiver Husten fördert Atemwegssekret. Evtl. führen Pflegende vorab sekretverflüssigende und -lösende Maßnahmen durch.

Durchführung

- Zellstoff und ggf. Schale bereitstellen.
- Sich selbst und Dritte vor dem Anhusten schützen.
- Erkrankten bitten, sich aufrecht zu setzen, durch die Nase einzuatmen und nur wenig Luft auszuatmen.
- Anschließend sollte er Knie und Gesäß zusammendrücken und mit kurzen kräftigen Hustenstößen husten.
- Sekret ausspucken, nicht schlucken.
- Erneut husten, wenn sich die Atmung normalisiert hat.
- Bei schwachen Pflegebedürftigen Husten durch leichten Druck auf den Bauchraum verstärken.
- Vorgang so lange wiederholen, bis genügend Sekret abgehustet wurde.
- Im Anschluss reinigende Mundpflege durchführen. [9]

4.9 Schmerzbezogene Maßnahmen der Mobilisation

Definition

Schmerz (*Dolor*): „Unangenehmes Sinnes- oder Gefühlserlebnis, das mit tatsächlicher oder potenzieller Gewebeschädigung verknüpft ist oder von betroffenen Personen so beschrieben wird, als wäre eine solche Gewebeschädigung die Ursache“ (International Association for the Study of Pain).

Entsprechend dem biospychosozialen Modell, das der modernen Schmerzbehandlung zugrunde liegt, beschränkt sich der therapeutische Zugang – vor allem zu chronischen Schmerzverläufen – nicht auf die Verabreichung einer geeigneten Kombination von Analgetika. Auch wenn dieser eine große Bedeutung zukommt, weil sie geeignet ist, Schmerzen rasch zu unterbrechen, hat die **begleitende Schmerztherapie** eine wichtige Funktion.

Strategien aus zahlreichen Disziplinen können jeweils an unterschiedlichen Facetten der menschlichen Existenz ansetzen, um zu einer möglichst umfassenden Behandlung zu gelangen. Einige von ihnen beziehen sich unmittelbar auf die körperlichen Vorgänge bei der Schmerzentstehung, andere konzentrieren sich auf die geistig-seelischen Anteile der

Krankheitsbewältigung. Die begleitende Schmerztherapie hat u.a. folgende Ziele:

- Minderung der Schmerzstärke
- Stärkung der individuellen Schmerzkonzepte
- Unterstützung der Bewältigung des Schmerzes
- Unterstützung der gesunden Anteile des Patienten
- Korrektur biomechanischer Fehlfunktionen und pathologischer Mechanismen
- Steigerung des Wohlbefindens

Der Aspekt der Bewegung ist in diesem Zusammenhang wesentlich, weil die Erfahrung selbstbestimmter Mobilität und das Erlernen angemessener Bewegungsmuster u.a. die individuellen Schmerzkonzepte der Betroffenen stärken, ihre Ressourcen und das Wohlbefinden fördern sowie schmerzauslösende Verspannungen günstig beeinflussen können.

Merke

Im Zuge der Frühmobilisation bewegen Pflegende auch Menschen, die kurz zuvor operiert worden sind. Bei ihnen bestehen in aller Regel noch (heftige) Wundschmerzen. Neben einer rechtzeitigen Schmerzmittelgabe (mindestens 30 Min. vor der Mobilisation) ist es wichtig, schmerzreduzierende Techniken anzuwenden. Dazu gehört es z.B., dass Erkrankte, die sich einem Eingriff im Bauchraum unterzogen haben, mit einer Hand ihre Wunde komprimieren, bevor sie ihren Oberkörper aufrichten. Menschen nach einer Sternotomie (Längsteilung des Brustbeins, z.B. im Zuge einer Herzoperation) müssen darauf achten, ihren Brustkorb nicht einseitig zu belasten. Deshalb sollen sie weder einen Bettbügel verwenden, noch sich zu massiv auf die Arme stützen. Mögliches Vorgehen:

- Zum Drehen im Bett bitten die Pflegenden den Betroffenen, die Arme vor der Brust zu verschränken und seinen Brustkorb zu umgreifen. Während der Rekonvaleszent diese Haltung beibehält, drehen die Pflegekräfte ihn en bloc. Alternativ ziehen sie ihn mit dem Stecklaken zur Seite.
- Beim Höherrutschen im Bett unterstützen zwei Pflegende den Betroffenen. Sie stehen sich versetzt gegenüber und halten sich unter dem Becken des Patienten mit dem Haken- oder Australiagriff (▶ Abb. 3.6). Mit dem jeweils freien Arm fasst eine Pflegekraft den Erkrankten unter den Schultern, die andere unter den Oberschenkeln. Dann bitten sie ihn, die Arme um den Brustkorb zu legen und heben ihn Richtung Kopfende. Alternativ können zur Positionsverlagerung ein Laken als Unterlage benutzen.
- Auch zum Aufsetzen nimmt der Erkrankte die oben beschriebene Haltung ein. Die Pflegekraft dreht ihn kinästhetisch in die Seitenlage und setzt ihn dann auf. [7]

Progressive Muskelentspannung

Definition

Progressive Muskelentspannung: Strategie, die durch einen koordinierten Wechsel zwischen muskulärer Anspannung und Entspannung zu einer Verringerung von Stressreaktionen, z. B. Schmerzen, führen kann.

Der amerikanische Arzt Edmund Jacobson entwickelte das Konzept der **Progressiven Muskelentspannung** aus der Erkenntnis, dass ein verringerter Muskeltonus (▶ Kap. 1.2.1) die Aktivität des zentralen Nervensystems mindert und dass daraus eine Entspannung resultiert, die sich günstig auf psychosomatische Erkrankungen, Ängste und Stresssituationen auswirkt.

ACHTUNG

Es ist grundsätzlich zu empfehlen, die Anwendung der Übungen zunächst mit einem Arzt zu besprechen. Progressive Muskelentspannung sollte von Menschen mit Neurosen, Herzmuskelschwäche oder rheumatischen Erkrankungen nicht angewendet werden.

Stresserzeugende Faktoren lassen im Körper ein standardisiertes Programm ablaufen. Der Muskeltonus des Betroffenen erhöht sich, seine Blutgefäße ziehen sich zusammen, er schüttet Adrenalin aus und hält den Atem an. Dadurch vermindert sich die Sauerstoffversorgung in den schmerzhaften Muskeln, bestehende Schmerzen nehmen zu.
Entspannungsübungen verhelfen zu einer tiefen, ruhigen Atmung und guten Durchblutung und können so das Wohlbefinden steigern.
Die Methode von Jacobson ist leichter anwendbar als viele andere Entspannungsstrategien, weil keine umfangreichen Trainingseinheiten abzuarbeiten sind, sondern die Übenden gezielt einzelne Teile des Programms auswählen können.
Für die im Folgenden erläuterte Übung ist es wesentlich, sich in einen stillen Raum zurückzuziehen und für die jeweils geplante Zeit jede Störung zu unterbinden.

Durchführung

Der Übende zieht die Schuhe aus, entfernt beengende Kleidung, legt sich auf den Rücken und schließt die Augen. Er atmet entspannt und kommt zur Ruhe.
Dann spannt er die im Folgenden genannten Muskelgruppen nacheinander jeweils zweimal an. Er hält die Spannung einige Sekunden, löst sie anschließend und genießt das Gefühl der Entspannung. Die Phase der Entspannung soll etwa zwei Min. dauern.

- **Füße**
  - Zehen mit aller Kraft zur Fußsohle biegen – Spannung halten – dann lösen.

  - Zehen in Richtung Fußrücken ziehen, kräftig abspreizen – Spannung halten – dann lösen.
- **Beine**
  - Ferse kräftig auf die Unterlage drücken – Spannung halten – dann lösen.
  - Knie durchdrücken, Beine etwas von der Unterlage abheben – Spannung halten – dann lösen.
  - Knie durchdrücken, Waden gegen die Unterlage drücken – Spannung halten – dann lösen.
- **Becken**
  - Gesäßmuskeln anspannen, Schließmuskel von Darm und Blase anspannen – Spannung halten – dann lösen.
- **Bauch**
  - Bauch so weit wie möglich vorwölben – Spannung halten – dann lösen.
  - Bauch kräftig nach innen ziehen – Spannung halten – dann lösen.
- **Schultern**
  - Schultern so weit wie möglich nach vorne ziehen – Spannung halten – dann lösen.
  - Schulterblätter nach oben ziehen, als ob man die Ohren erreichen wollte – Spannung halten – dann lösen.
- **Arme**
  - Arme anwinkeln – Spannung aufbauen und halten – dann lösen.
- **Hände**
  - Hände zu Fäusten ballen – Spannung halten – dann lösen.
- **Gesicht**
  - Augen fest zukneifen, Mund zu einem schmalen Strich anspannen (Mundwinkel Richtung Ohren ziehen) – Spannung halten – dann lösen.
- **Zähne**
  - Zahnreihen leicht gegeneinander pressen – Spannung halten – dann lösen.
- **Zunge**
  - Zunge gegen den Gaumen drücken – Spannung halten – dann lösen.

Muskuläres Tiefentraining

Das **muskuläre Tiefentraining** (*MTT*) ist von Jacobsons Therapie abgeleitet. Allerdings ist es deutlich leichter zu erlernen und zeigt seine positiven Effekte (z. B. auf die Schmerzwahrnehmung) bereits nach den ersten Übungseinheiten. Bei der Durchführung gelten folgende Regeln:

- Nicht die Luft anhalten, sondern gleichmäßig atmen.
- Die Zielmuskeln kräftig anspannen.
- Die entspannenden Bewegungen mit dem maximalen Radius durchführen.
- Nach der Übung kontrollieren, ob sich eine Entspannung eingestellt hat.

Das Tiefentraining umfasst verschiedene Übungen, von denen hier lediglich der „Flitzebogen" vorgestellt ist. Er dient der allgemeinen Muskelentspannung und wirkt insbesondere auf Schmerzen im Bereich der Lendenwirbelsäule, z. B. Ischialgie, Hexenschuss.

Durchführung

- In flacher Rückenlage auf den Boden legen; keine Kissen oder Polster verwenden.
- Beine ausstrecken, Arme neben dem Körper ablegen.
- Gesäßmuskulatur kräftig zusammendrücken (ggf. mit der Vorstellung, zwischen den Gesäßhälften eine Münze prägen zu müssen).
- Anspannung eine Weile halten, z. B. 30–60 Sek.
- Während der Anspannung kein Hohlkreuz bilden, das Gesäß behält kontinuierlichen Bodenkontakt.
- Anspannung aller Muskeln lockern, Beine anziehen, Knie mit den Armen umfassen, mehrmals zur rechten und linken Körperseite rollen.
- Übung ggf. mehrmals hintereinander ausführen.
- Zum Abschluss der Entspannung nachspüren; ggf. beim nächsten Mal mit größerer Muskelspannung üben. [11]

4.10 Sturzbezogene Maßnahmen der Mobilisation

Definition

Sturz: Ereignis, in dessen Folge eine Person unbeabsichtigt auf dem Boden oder auf einer tieferen Ebene zu liegen kommt.

Die Verletzungen durch einen **Sturz** beeinträchtigen die körperliche Verfassung des Betroffenen. Außerdem führt das (meist unfallhafte) Geschehen zu Ängsten, unter deren Eindruck die Betroffenen ihren Bewegungsradius einschränken. Dies verstärkt die Sturzgefährdung zusätzlich.
Es ereignet sich relativ häufig, dass Pflegende Menschen finden, die aufgrund eines Sturzes am Boden liegen. In Zusammenhängen, die eine engmaschige pflegerische Überwachung sichern, z. B. in der ambulanten Versorgung einen zwei- oder dreimaligen Besuch pro Tag, lassen sich einige der ernsthaften Folgeschäden vermeiden. Nicht selten stürzen allein lebende Menschen mit eingeschränkter Bewegungsfähigkeit und werden erst viele Stunden (oder Tage später) entdeckt. In solchen Fällen kommt es zu Dekubitalulzera, weil die Betroffenen nicht in der Lage sind, ihre Körperposition zu verändern. Dabei sind im Wesentlichen dieselben Regionen der Körperoberfläche betroffen, die auch durch Immobilität gefährdet sind – also alle Hautareale, unter denen sich wenig schützendes Gewebe befindet, etwa Hinterhaupt, Schultern, Steiß, Fersen.

4

Kommt der Betroffene auf seiner vorderen Körperseite zu liegen, erleiden Zehen, Knie, Brustkorb sowie einige Areale des Kopfes bevorzugt Druckschäden.

Ideal ist es, wenn Voraussetzungen geschaffen sind, Stürze vollständig zu vermeiden. Diese optimale pflegerische Versorgung ist in den wenigsten Situationen realisierbar. Deshalb geht das Bestreben der Pflegenden dahin, durch eine angepasste Gestaltung der Umgebung so viele Sturzrisiken wie möglich auszuschalten.

Wenn sich ein Sturz ereignet hat und Pflegende diese Tatsache bemerken, gilt das erste Augenmerk der Frage, ob der Betroffene Verletzungen erlitten hat. Knochenbrüche, z. B. an Unterarmen oder Beinen, lassen sich oft aufgrund der Fehlstellungen der Gliedmaßen leicht erkennen. Eine Fraktur des Hüft- oder Handgelenks ist hingegen von außen – und ohne diagnostische Hilfsmittel, die Ärzten zur Verfügung stehen – nur schwer festzustellen.

Pflegende fragen deshalb zunächst nach Schmerzen, wenn sie einen Menschen finden, der gestürzt ist. Falls dieser Schmerz angibt, der sich in seiner Stärke nicht durch den Anprall allein erklären lässt, versuchen sie, eine möglichst bequeme Lagerung herzustellen und informieren sofort den Notarzt.

Falls alle Zeichen dafür sprechen, dass keine massive Verletzung des Skeletts oder der anderen Teile des Bewegungssystems vorliegt, helfen Pflegende dem Betroffenen, eine Position zu erreichen, aus der die Aufrichtung in den Stand bzw. eine weitergehende Mobilisierung möglich wird (▶ Abb. 4.8). Je nach den Fähigkeiten des Betroffenen ist dazu kein Transfer ausschließlich mittels der Körperkraft Pflegender erforderlich. Nach dem Prinzip der spiraligen Bewegung, das die Kinästhetik® lehrt (▶ Abb. 2.4), können führende Berührungen genügen, um dem Betroffenen den Weg zu weisen. Dies gilt insbesondere, wenn Möbel zur Verfügung stehen, die der Gestürzte als sichere (weil unbewegliche) Unterstützungsfläche nutzen kann.

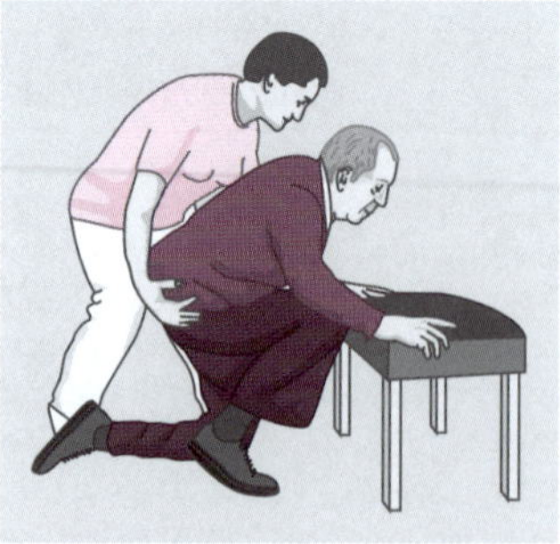

Abb. 4.8 Unterstützung eines gestürzten Menschen beim Aufstehen. [L138]

Barrierefreie Wohnraumgestaltung

Viele Menschen stürzen oder verletzen sich in ihrem häuslichen Umfeld. Aus diesem Grund analysieren Pflegekräfte Risikofaktoren vorrangig dort und machen Vorschläge (*nach* Rücksprache mit den Pflegebedürftigen), wie sich ein **barrierefreier Wohnraum** gestalten lässt. Mögliche Aspekte sind:

- „Stolperfallen", z. B. Teppiche, beseitigen.
- Rutschfeste Bodenbeläge auslegen.
- Stufen und Schwellen überbrücken.
- Lose Kabel so fixieren, dass sie nicht gefährden.
- Rutschfeste Matten in Badewanne und Dusche legen.
- Ausreichend Lichtquellen installieren und Lichtschalter an gut erreichbaren Stellen anbringen (z. B. in einer Höhe, die auch für eine Hand an der Gehhilfe erreichbar ist).
- Blendendes Licht verhindern, z. B. durch Einbau von Rollos.
- Gut erreichbare Lichtquellen am Bett einrichten.
- Raum für freie Gehflächen schaffen, z. B. behindernde Möbelstücke entfernen.
- Bei beweglichen Möbelteilen z. B. Rollen entfernen, weil sie im Bedarfsfall keinen Halt gewähren.
- Haltemöglichkeiten schaffen, z. B. Handläufe auf Fluren, in Toiletten und Bädern; fest stehende Möbel in Räumen.
- Toilettensitze ggf. erhöhen und mit Armlehnen versehen.
- Hochschränke niedrig hängen, umräumen oder dafür sorgen, dass alle Schrankinhalte gut erreichbar sind. Unzweckmäßige Hilfsmittel zum Klettern vermeiden.
- Evtl. Haushaltgeräte mit einem langem Stiel versehen, damit sich der Betroffene nicht bücken muss.

Sicherheitsrisiken minimieren

Um die **Sicherheitsrisiken** in einer stationären Einrichtung zu minimieren, überprüfen Pflegekräfte alle Räume regelmäßig und sorgen dafür, dass Gefahren (z. B. defekte Handläufe) unverzüglich beseitigt werden. Zusätzlich achten sie darauf, dass

- defekte Hilfsmittel sofort repariert werden,
- Klingeln immer in der Reichweite pflegebedürftiger Personen sind,
- Betten und Rollstühle im Stand immer arretiert sind,
- Pflegebetten nach der Durchführung von Pflegemaßnahmen immer so niedrig wie möglich eingestellt sind, um das Ein- und Aussteigen aus dem Bett zu erleichtern,
- Reinigungsarbeiten nur „nebelfeucht" durchgeführt und Warnschilder („Vorsicht Nässe") aufgestellt werden,
- Nässe auf Fußböden, z. B. durch verschüttete Getränke, sofort aufgewischt wird,
- Sturzrisiken außerhalb von Gebäuden (z. B. Unebenheiten, Glätte, mangelnde Beleuchtung) sofort beseitigt werden.

Stürze in der Nacht vermeiden

Für die **Nacht** sind besondere Vorkehrungen zu treffen, um Stürze zu vermeiden. Pflegekräfte achten darauf, dass

- die Klingel immer erreichbar ist,
- das Nachtlicht eingeschaltet ist,

- ein Nachtstuhl (falls erforderlich) am Bett steht,
- sturzgefährdete Pflegebedürftige häufiger betreut werden.

Beseitigung körpereigener Risikofaktoren

- ärztliche Behandlung der Grunderkrankungen, z. B. optimale Einstellung des Blutzuckers
- physiotherapeutische Übungen zur Förderung der Beweglichkeit
- ausreichende Flüssigkeitszufuhr zur Vorbeugung einer Exsikkose
- Kontinenzförderung (▶ Kap. 4.4)
- psychotherapeutische Behandlung von Ängsten
- Korrektur von Sehbeeinträchtigungen

Beseitigung von außen wirkender Risikofaktoren

- Motivation zur Verwendung von stabilen, rutschfesten, flachen Schuhen und bequemer, nicht rutschender Kleidung.
- Wirkungen, unerwünschte Wirkungen und Wechselwirkungen von Medikamenten überprüfen lassen.

SURF- UND LESETIPP

Deutsches Netzwerk für Qualitätsentwicklung in der Pflege (Hrsg.): Expertenstandard „Sturzprophylaxe in der Pflege". Osnabrück, 2006.

Hilfsmittel

Die korrekte Verwendung geeigneter Hilfsmittel stärkt die Sicherheit pflegebedürftiger Menschen. Dazu zählen z. B. (▶ Kap. 3.3):

- Gehhilfen und Rollstühle
- Sturzhelme
- Hüftschutzhosen (*Hüftprotektor*) mit Kunststoffschaleneinlage (▶ Kap. 3.3.7)
- höhenverstellbare Pflegebetten, Niedrigbett (zur Not auch Matratze auf dem Fußboden)
- Hilfen zum Aufrichten im Bett, z. B. Bettbügel
- Hilfen beim Sitzen, z. B. Lehnen oder Kopfstützen an Stühlen
- erhöhte Toilettensitze
- Hilfen zum Schutz vor dem Hinausfallen aus dem Bett, z. B. durch Bettseitenteile oder Kissen
- Transferhilfen, z. B. Lifter

ACHTUNG

Freiheitsentziehende Maßnahmen sind nur mit größter Zurückhaltung einzusetzen (bedürfen der ärztlichen Anordnung und eines richterlichen Beschlusses). Sie sind ungeeignet zur Sturzprophylaxe.

Kraft- und Balance-Training

SURF- UND LESETIPP

Interdisziplinäre Initiative nach dem Ulmer Modellvorhaben zur Sturzprävention: www.aktiv-in-jedem-alter.de

PATRAS

Im **PATRAS,** dem *Paderborner Trainingsprogramm für Senioren,* absolvieren Teilnehmer mittels der Hypertrophiemethode (Ziel: Muskelzuwachs) Trainingseinheiten mit vier Bestandteilen:

- Erwärmung
- Mobilisation/Koordination
- Kräftigung
- Spiele

Das Trainingsprogramm kombiniert Lieder, Sitztänze, Koordinations- und Gleichgewichtsübungen, Krafttraining mit Gewichten sowie der Zielgruppe angepasste Spiele. Die Teilnehmer sollten die Belastungsintensität als „schwer" einstufen. Vorgabe ist, dass die Übungen ca. 70–80 % der Maximalkraft erfordern. In der Regel finden die Übungen in einem Stuhlkreis statt.

LESE- UND SURFTIPP

Möllenhoff, H.: Entwicklung und Evaluation eines Muskelkräftigungsprogramms für Hochbetagte. (Dissertation) Universität Paderborn, 2005: http://d-nb.info/978153197/34

Fünf Esslinger

Bei den **fünf Esslingern** handelt es sich um **Bewegungsübungen,** mit denen sich Kraft und Balancesicherheit trainieren lassen. Die Auswahl der fünf Gruppen von Übungen ist wissenschaftlich begründet und in Studien überprüft:

- Balance zur Seite und Balance auf einem Bein
- Dehnungen
- Wippen, Hüpfen, Springen
- Kraft von Beinen, Hüften, Rumpf
- Kraft von Armen und Rumpf [9]

LESE- UND SURFTIPP

Runge, M.: Fünf Esslinger – Programm für lebenslange Fitness – zum Erhalt von Bewegung, Muskeln, Knochen (Broschüre mit Übungsbeschreibungen): www.proquarto.de/5Esslinger.pdf

Merke

Manche Sportvereine bieten eine „Fallschule für Senioren" an. Sie setzt sich mit den Themen „Fallen" und Angstabbau auseinander. Sturzübungen sind ein wichtiger Teil der Übungsprogramme.

4.11 Thrombosebezogene Maßnahmen der Mobilisation

Definition

Thrombose: Bildung eines Blutgerinnsels in einem Blutgefäß.

Aktivierung der Muskel-Venen-Pumpe

(Früh-)Mobilisation

Die beste Thromboseprophylaxe ist gleichzeitig die natürlichste: **Gehen.** Beim Gehen spannt der Mensch die Beinmuskeln an und aktiviert die Muskelpumpe. Pflegekräfte erhalten und fördern die Mobilität der Betroffenen. Postoperativ sind Pflegebedürftige aus demselben Grund so früh und so oft wie möglich zu mobilisieren. Aufgabe der Pflegekräfte ist die Information der Betroffenen über den Sinn der frühen Mobilisation und die Unterstützung beim Aufstehen.

Es genügt nicht, Betroffene zum Aufrichten vor dem Bett zu überreden. Um die Muskel-Pumpe und damit den venösen Rückfluss zu aktivieren, muss der Betroffene umhergehen oder zumindest auf der Stelle treten.

Bewegungsübungen im Bett

Sind Betroffene bettlägerig, benötigt ihre Muskelpumpe eine Aktivierung durch Übungen.

Einfache **Bewegungsübungen im Bett** sind wirkungsvoll. Im Liegen ausgeführte Bewegungen haben den Vorteil, dass das Blut nicht wie bei Übungen im Sitzen oder Stehen entgegen der Schwerkraft fließen muss. Da die Übungen nicht auf Dauer, sondern nur während der Durchführung wirken, soll der Betroffene zusätzlich zu diesen Übungsphasen, die von Physiotherapeuten angeleitet werden, mehrfach täglich selbst aktiv sein.

Folgende Maßnahmen sind auch im Bett durchführbar:

- Bettradfahren (in Rückenlage Beine heben und die kreisenden Bewegungen des Radfahrens nachmachen).
- Fußkreisen (Sprunggelenke kreisen lassen; auch bei liegendem Bein möglich).
- Beine heben.
- Oberschenkelmuskulatur anspannen („Kniescheibe hochziehen“).
- Fußsohlen gegen das Bettende drücken (ggf. Bettkiste verwenden) und gleichzeitig Wadenmuskeln anspannen.
- „Antithrombosebeutel“ treten (▶ Abb. 4.9). Zwei miteinander verbundene Sekretauffangbeutel – der eine ist mit Luft gefüllt, der andere ist leer – am Fußende befestigen. Der Betroffene tritt abwechselnd gegen die Beutel und befördert so die Luft von der einen zur anderen Seite.
- Zehenspitzen Richtung Nasenspitze ziehen (bei liegendem Bein).

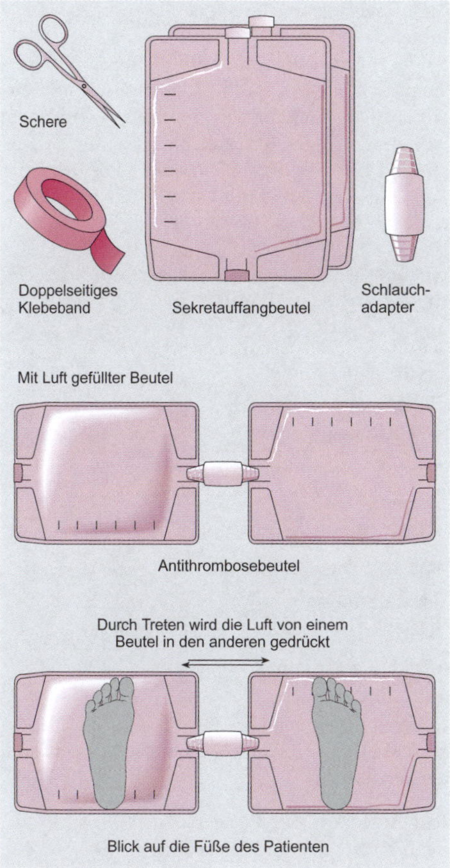

Abb. 4.9 Pflegende können Antithrombosebeutel leicht aus zwei unsterilen Sekretbeuteln herstellen. [L190]

ACHTUNG

- Bei tiefer Beinvenenthrombose (*Phlebothrombose*) vor der Mobilisation Rücksprache mit dem Arzt halten.
- Übungen bei Menschen nach Schlaganfall nur nach Rücksprache mit den Physiotherapeuten durchführen, da falsche Belastung Spastiken auslösen kann (Bobath-Prinzipien beachten ▶ Kap. 2.2.1).

Verbesserung des venösen Rückstroms

Lagerungen

Das **Hochlagern der Beine** (im Winkel von 20°) steigert den venösen Rückstrom (▶ Tab. 4.5). Dies ist die einfachste und von den Betroffenen am ehesten akzeptierte Thromboseprophylaxe. Allerdings nimmt durch diese Lagerung der Druck auf das Becken zu. Deshalb steigt die Dekubitusgefahr (▶ Kap. 4.2).

Bei jeder Lagerung achten Pflegende darauf, die Hüfte nicht zu stark abzuknicken, um den Blutfluss in den Beckenvenen nicht zu behindern. Das gilt auch für Lagerungen im Sitzen. Von langem Sitzen geht durch den 90°-Winkel in den Kniegelenken und im Hüftgelenk ein hohes Thromboserisiko aus. Wenn möglich, sollten Pflegende diese Winkel durch (Roll-) Stühle (▶ Kap. 3.3.3) mit verstellbarer Rückenlehne und Beinauflage verringern.

Tab. 4.5 Die Veränderungen der venösen Strömungsgeschwindigkeiten im Bein in % (Rückenlage ≙ 100 %).

Position/Maßnahme	Strömungsgeschwindigkeit in %
Liegen/Rückenlage	100
Zehengymnastik	160
Fußgymnastik	190
Stehen	60
Gehen	120
Fußende 20° erhöht	250
Beine 90° erhöht	370
Atemübungen	130
Bettfahrrad	440
elastische Strümpfe	190

Kontraindiziert ist das Hochlagern der Beine bei arteriell bedingten Durchblutungsstörungen, da es die Minderdurchblutung der Extremitäten verstärkt.

Ausstreichen der Venen

Bei bettlägerigen und immobilen Menschen können Pflegende durch das **Ausstreichen der Venen** den venösen Rückstrom um das Vierfache beschleunigen. Diese Maßnahme lässt sich sehr gut mit der Körperpflege verbinden.

Sie heben dazu das Bein mit einer Hand an. Ausgehend von der Ferse bis oberhalb des Knies streichen sie das Gewebe mit der anderen, gewölbten Hand unter sanftem Druck und mit gleichmäßigem Tempo Richtung Herz aus. Dieser Vorgang ist 3–4 Mal an jedem Bein zu wiederholen. Bei ausgeprägten Varizen (*Krampfadern*) und Verdacht auf Phlebothrombose ist das Ausstreichen der Venen kontraindiziert.

Atemübungen

Tiefes Atmen erzeugt einen Unterdruck im Brustkorb, also auch in der großen Hohlvene. In seiner Folge entwickelt sich in diesem Gefäß ein Sog, der sich bis in die tiefen Beinvenen fortsetzt und die Fließgeschwindigkeit erhöht.

Pflegende fordern den Erkrankten mindestens 4 Mal täglich auf, hintereinander 4–5 Mal tief durchzuatmen. Diese Prophylaxe erfordert keine weiteren Hilfsmittel und lässt sich sehr gut in andere pflegerische Handlungen integrieren.

Nach einer kurzen Anleitung kann der Betroffene die Atemübungen selbstständig durchführen. [9]

ACHTUNG

Atemübungen unterstützen die Thromboseprophylaxe. Als alleinige Maßnahme genügen sie jedoch nicht. [8]

Literaturverzeichnis

1. Altenpflege heute. Elsevier Verlag, München, 2014.
2. Asmussen, M.: Praxisbuch Kinaesthetics. Elsevier Verlag, München, 2010.
3. Dammshäuser, B.: Bobath-Konzept in der Pflege. Elsevier Verlag, München, 2012.
4. Wagner, U.: Positionierung: Lagerungen und Positionswechsel. Elsevier Verlag, München, 2012.
5. Pflege Heute, Elsevier Verlag, München, 2014.
6. PflegeWissen Aktivierung und Beschäftigung. Elsevier Verlag, München, 2013.
7. Keller, C.; von zur Mühlen, M.: Pflege konkret. Chirurgie Urologie Orthopädie. Elsevier Verlag, München, 2013.
8. Burchardt, S.: Hüftprotektoren – Ein effektiver Schutz vor Hüftfrakturen? Universität Düsseldorf, 2007: www.uni-duesseldorf.de/kojda-pharmalehrbuch/FortbildungstelegrammPharmazie/SerieApothekenpraxis/Hueftprotektoren%20fuer%20FORTE-PHARM2007.pdf (Letzter Zugriff: 2.1.2014)
9. PflegeWissen Prophylaxen in der Pflege. Elsevier Verlag, München, 2013.
10. PflegeWissen Ernährung. Elsevier Verlag, München, 2013.
11. Hein, B.: PflegeWissen Schmerz. Elsevier Verlag, München, 2013.

Register